Dr.須藤の
酸塩基平衡と水・電解質

―― ベッドサイドで活かす病態生理のメカニズム

須藤 博

中山書店

まえがき

　水・電解質はわかりにくい，酸塩基平衡はとっつきにくいと苦手意識を持つ研修医の先生方は多いようです．しかし最低限の生理学的な基本を理解したうえで，それを個々の患者に応用できるようになると，これほど面白い分野はありません．しかし，どんなに面白いゲームでも最低限のルールを覚えなければ楽しめませんし，プレーすることもできません．水・電解質，酸塩基平衡に関して言えば，生理学の基本を理解することがそのルールに当たります．要はどうやってルールを覚えるかということに尽きるわけですが，多くの研修医の先生達はそこで足踏みしてしまうようです．ここで大切なことは，まずは大枠をつかむことです．たとえば野球なら打者がボールを打ったら三塁じゃなくて一塁に向かって走る，サッカーならボールを手で扱わないといったことです．フィルダースチョイスとかオフサイドなんて後から理解すればいいんです．まずは全体像をつかむ．私はこれまで学生や研修医の皆さんに，そのルールについて話す機会が数多くありましたが，大枠を理解するために，時には思い切った単純化が役に立つのではないかと考えています．細かな部分は，理解がすすめばその都度，必要に応じて追加してゆけばよいと考えています．

　本書は，著者がこれまでレクチャーで使用してきたスライドを再構成して作ったものです（というかデザインもそのままに並べたものに補足解説を加えたものです）．初めて中山書店の平田社長から出版のお話をいただいた時に，正直なところあまり気乗りがしませんでした．水・電解質や輸液，酸塩

基平衡に関する教科書は，今や山ほど類書が出版されています．屋上屋を重ねる意味があるのだろうか，と懐疑的な気持ちもありました．でも，水・電解質，酸塩基平衡の面白さをわかっていただくために，思い切ってシンプルに全体の大枠をつかむことを主眼として「何となくぱらぱら眺めていると，全体像が見えるようになる絵本のような本」なら意味があるのでは……と考えるようになりました．何より編集の方々のご尽力で，スライドの細かいデザインまで尊重して仕上げていただいたゲラを見せていただいたときに，これはいい本になりそうだと確信しました．

本書は単独で水・電解質のすべてを網羅した本ではありません．最新の知見が含まれているわけでもありません．扱っている内容は，水・Naと輸液，K代謝に関する基本的な考え方と関連する尿検査，そして酸塩基平衡だけです．つまりそれ以上の詳細は成書を見て下さいね……というスタンスです．とはいっても本書の内容を十分に理解できれば，病棟で患者さんを目の前にしたときに6〜7割以上は自信をもって対処できるようになるはずです．そして，さらにその先の少し難しい分野にも手を出しやすくなるでしょう．

この分野のお話をするときに2つの方法があります．基本的な生理学を系統的にすべて説明してから症例検討に進むやり方．もうひとつは，いきなり実際の症例を導入にして，そのつど関連する生理学的な病態生理を解説してゆくやり方です．前者は全体像を説明したあとで症例を解析するので，系統的な話になりやすい．しかし，前半がどうしても面白みに欠けます．後者のやり方では，聴衆の興味をひきつけやすいけれど，生理学的な全体像が見えにくくなります．試行錯誤の上でたどりついた方法は，病態生理をざっと簡単に説明したあとで，いくつか症例を題材に実際的な応用について説明

して，最後にもう一度生理学のおさらい（一部で詳しい説明を追加）をするという形でした．このやり方だと，両者のイイトコどりのような形になります．本書の構成も，そのような形式をとっています．

　最初にこの本のアイデアをいただいてから，随分時間が経ってしまいました．その間，辛抱強く励まして下さり，なにより素敵な本にするために最大限の努力を惜しまなかったスタッフの皆さんに深く感謝申し上げます．この小さな本が，皆さんの水・電解質，酸塩基平衡の面白さに気づくきっかけになれば，これほど嬉しいことはありません．

2015 年 9 月
須藤　博

目　次

● まえがき　　　　　　　　　　　　　　　iii

I. 水・Na 代謝異常の考え方　　1
- a. 体液生理の基本　　2
- b. 輸液の基本的考え方　　10
- c. 浮腫と低 Na 血症　　21
- d. 維持輸液　　26
- e. 脱水症　　30

II. K 代謝異常　　37

III. 尿所見のみかた　　43
- a. 尿一般検査　　44
- b. 尿沈渣　　47
- c. 尿電解質　　53
- d. 尿量と尿浸透圧　　61

IV. 酸塩基平衡異常　　　69

- a. 酸塩基平衡の生理　　70
- b. 酸塩基平衡異常　　82
- c. 代謝性アシドーシス　　85
- d. 代謝性アルカローシス　　93
- e. 血液ガスの読み方　　96

V. ケーススタディ　　　97

- a. 水・電解質異常編　　98
- b. 水・電解質異常編―まとめと解説　　128
- c. 酸塩基平衡異常編　　146
- d. 酸塩基平衡異常編―まとめと解説　　165

- ●あとがきにかえて―参考文献・参考図書を含む　　173
- ●索　引　　177

I. 水・Na代謝異常の考え方

Water & Electrolyte Disorders

OVERVIEW

- 基本的な生理学的知識
- その臨床応用(理解のしかた)
- 輸液製剤の分類と意味
- 体液組成の異常の分類と意味
- 輸液による治療

Ⅰ. 水・Na 代謝異常の考え方
a. 体液生理の基本

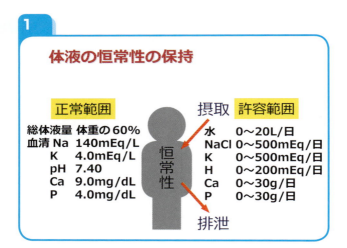

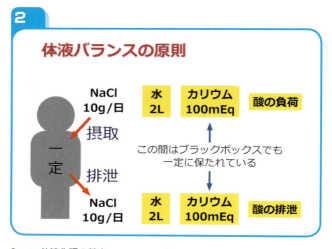

3

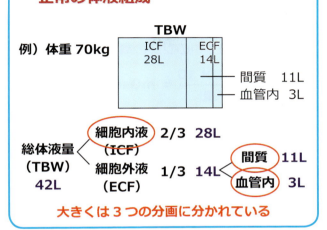

1
- 総体液量は体重の約60%.
- すべての電解質は,摂取量に大きく幅があるにもかかわらず,常に正常範囲に保たれている.

2
- 体液バランスの原則は,摂取量≒排泄量である.その間はブラックボックスでも,基本的にこの原則で理解するとよい.

3
- 総体液量 total body water(TBW)は体重のおおよそ60%であり,細胞内液 intracellular fluid(ICF)は40%,細胞外液 extracellular fluid(ECF)は20%である.
- 細胞内液,間質,血管内容量の3つの分画に分かれている.
- 重要なことは,これら3つの体液分画が互いに独立してふるまうことである.
- ある1つの分画の状態が他の分画の量を必ずしも反映していない.

4

浸透圧 osmolality

ある溶液中に存在する浸透圧を
有する粒子の数

"1L 中のツブの数"

$$\frac{mg/dL \times 10}{分子量} = mOsm/L$$

例) ブドウ糖 360mg/dL $= \dfrac{360 \times 10}{180}$
$= 20mOsm/L$

4
- 浸透圧 osmolality とは，"1L 中に存在する浸透圧活性を有するツブの数" と理解する．
- 容量モル濃度 osmolarity (mOsm/L) と重量モル濃度 osmolality (mOsm/kgH$_2$O) をここではあえて厳密に区別しない．
- 体液中の水分量は溶質量よりもはるかに多いため，両者にはほとんど差がなく，本書で扱う内容において両者を区別する意味はない．
- 感覚的に理解しやすい mOsm/L と表現する．
- 本書のなかで両者はほとんど区別なく用いられている．

5
- 細胞外液の主な溶質は Na (およびそれに対する陰イオン)，ブドウ糖，尿素である．
- 細胞内液の主な溶質は，K およびそれに対する陰イオン．
- Na，ブドウ糖は細胞外に限局するが，尿素は細胞膜を自由に通過する．
- 血清浸透圧は，血清 Na のおおよそ 2 倍 +10 と覚える．
- 細胞内液の浸透圧は，常に細胞外液の浸透圧と等しい．

BUN：血中尿素窒素

5

血清浸透圧 osmolality

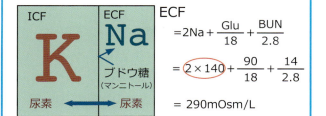

$$ECF = 2Na + \frac{Glu}{18} + \frac{BUN}{2.8}$$

$$= 2\times 140 + \frac{90}{18} + \frac{14}{2.8}$$

$$= 290 mOsm/L$$

$$ICF = 290 mOsm/L$$

6

張度(有効浸透圧) tonicity

有効浸透圧物質 effective osmole
(Na, ブドウ糖, マンニトールなど) のみ
を考えたときの浸透圧

glucose (↑↑)
高浸透圧 かつ 高張

urea (↑↑)
高浸透圧 だが 等張

- 張度 tonicity とは,有効浸透圧物質のみを考えた浸透圧.
- 高血糖のみでは,高浸透圧かつ高張.
- 尿素が高値になっても,等張のまま.

7

体液生理の3大原則

1) 細胞内と細胞外の浸透圧は常に等しい.
2) Na, ブドウ糖：ECFだけに分布.
   尿素：TBWに分布.
3) 浸透圧の平衡状態は水の移動によって常に保たれる.

- 細胞内液と細胞外液の浸透圧は常に等しいが，浸透圧活性をもつ物質はそれぞれ細胞内ではK，細胞外ではNa，ブドウ糖，尿素である.
- Na, ブドウ糖は細胞外液のみ，尿素は細胞膜を自由に通過して，総体液に分布する.

8

高張状態 hypertonicity

```
                glucose 140g
        ┌─────┬─────┐              ↓↓↓
        │ ICF │ ECF │         ┌────┬────┐
        │     │Na 140│         │ICF │ECF↑│
        │     │Glu 90│         │water│    │
        │     │      │         │    │←Glu│
        │urea │urea  │         │    │    │
        │ 14  │ 14   │         │    │    │
        │ 290 │ 290  │         │313 │313 │
        └─────┴─────┘          └────┴────┘
               350
```

- 高張性低Na血症
- ECFが高張状態のときICFは減少している.

9

低張度 hypotonicity

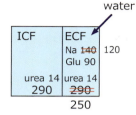
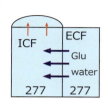

- 低張性低 Na 血症
- ECF が低張状態のとき ICF は増加している．

8
- ECF が一時的に高張になると（たとえば著明な高血糖やマンニトールを投与した直後など），ICF から ECF に水が移動して平衡状態が保たれる．
- その代償として細胞外液量は増加し，逆に細胞内液量は減少する．
- ECF が高張であるときには ICF は減少した状態（すなわち細胞内脱水の状態）である．
- ECF では水が増加したことに伴って血清 Na 濃度は低下（高張性低 Na 血症）する．著明な高血糖時にみられる．
- ブドウ糖 100mg/dL 上昇につき Na 濃度は 1.6mEq/L 低下する．
- 偽性低 Na 血症ではなく，true hyponatremia である（なぜなら Na 濃度は実際に低下しているから）．誤解なきよう．

9
- ECF が急に低張に傾いた場合（急速に大量の free water が ECF に投与されたときなど）は，加わった水のうち 2/3 が ECF から ICF に移動する．
- TBW に均等に分布して全体の浸透圧が低下した状態で平衡状態となる．
- 低張性低 Na 血症であり，ICF は外液から移動した水のため細胞内溢水の状態である．

10

まとめ

	serum	urine
浸透圧 osmolality すべての溶質の濃度	2（Na） glucose urea	2（Na+K） urea
張度 tonicity 有効浸透圧をもつ溶質のみ 水の移動を引き起こす	2（Na） glucose	2（Na+K）

尿素 urea
tonicity に関与しない
水の移動を起こさない
urea の出納により細胞内外での水の分布には
影響はない

- 浸透圧 osmolality とは，血清では Na（と陰イオン），ブドウ糖，尿素すべてをカウントしたもの．
- 張度 tonicity とは，有効浸透圧物質のみを考慮したときの浸透圧．
- 違いは，細胞膜を通して水の移動を起こすかどうかである．
- 尿の浸透圧は Na だけでなく K も計算に入れる必要があることに注意．
 （これは血清と違って，尿中では K 濃度が無視できないほど大きいため．）

11

浸透圧 osmolality と張度 tonicity

$$\text{TOTAL OSMOLALITY} = \underbrace{\text{EFFECTIVE OSMOLALITY (TONICITY)}}_{2(\text{Na}) + \frac{\text{glucose (mg/dL)}}{18}} + \underbrace{\text{INEFFECTIVE OSMOLALITY}}_{\frac{\text{BUN (mg/dL)}}{2.8} \quad \frac{\text{ethanol (mg/dL)}}{4.6}}$$

(mannitol, glycine)　　　(methanol, ethylene glycol)

細胞内と細胞外の水の分布に影響する　　　細胞内と細胞外の水の分布に影響しない

- グレーで表してあるのは，正常時にはみられないけれど臨床的に遭遇する可能性のあるもの．

12

体液分画の状態を個別に推測する

- **細胞内液 → 細胞外液の tonicity を計算**
  - ECF 高張 = ICF 減少
  - ECF 低張 = ICF 増加
- **間質 → 身体所見から判断**
  - 浮腫 = 増加
  - skin turgor 低下 = 減少
- **血管内 → 身体所見から判断**
  - 肺水腫，JVD，心不全症状 = 増加
  - 頻脈，ショック，起立性低血圧 = 低下

- これまで述べてきたことから，3つの体液分画をそれぞれ個別の指標で評価することができる．

JVD：頸静脈怒張

b. 輸液の基本的考え方

13

**臨床上よく使用される
輸液製剤 1L を IV したとき
体液のどこに分布するか？**

1) 生理食塩液（NS）
2) 5％ブドウ糖液（D5W）
3) 0.45％ 生理食塩液（1/2NS）
4) 5％食塩液
5) 5％アルブミン

14

1) 生理食塩液（NS）

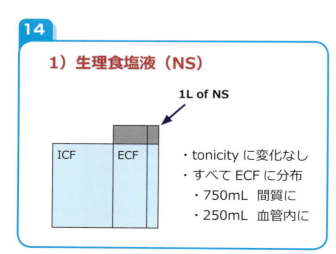

- tonicity に変化なし
- すべて ECF に分布
  - 750mL 間質に
  - 250mL 血管内に

2）5%ブドウ糖液（D5W）

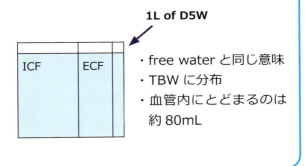

- free water と同じ意味
- TBW に分布
- 血管内にとどまるのは約 80mL

13
- 代表的な輸液製剤 1L が，体液分画のどこに分布するかを考える．
- これら 5 種類の輸液製剤は，体液分布を考えるプロトタイプ．

14
- 生理食塩液 normal saline（NS）：ECF の tonicity は変化せず水の移動は起こらない．したがって 1L すべてが ECF に分布する．
- 血管内に分布するのは約 250mL である．

15
- 5%ブドウ糖液（D5W）は，free water（真水）と同じ意味である．
- 輸液されると速やかに代謝され，ブドウ糖の濃度は変化しない．このため D5W は水（free water）を輸液したのと同じ意味である．
- TBW に均等に 1L が分布する．すなわち 2/3 は ICF に，残りの 1/3 は ECF に分布する．このうち約 3/4 は間質に，残り 1/4 が血管内に分布する．
- 1L 輸液をして血管内にとどまるのは約 80mL である．
- このことから D5W はショックの患者に対しては不適当な輸液であることがわかる．

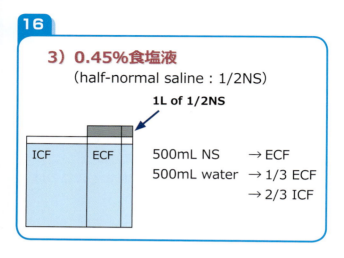

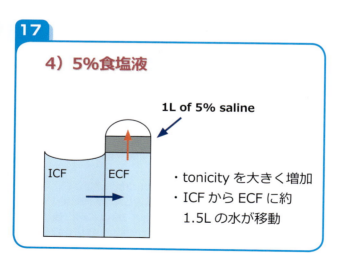

16
- 0.45％食塩液 half-normal saline（1/2NS）
- 1/2NS の 1L は 500mL の NS と 500mL の D5W（つまり free water）を混合したものと理解する．
- 1L の 1/2NS を輸液すると細胞外に 667mL が，細胞内に 333mL が分布する．

- 高張であり点滴されると ECF の tonicity を著しく上昇させる．
- 1L 輸液すると ICF から水を ECF に約 1.5L 移動させる．
- 高張食塩液は循環血漿量も著しく増加させるため，心機能低下症例などでは容量負荷となる．
- 実際の臨床でこのような高張食塩液を 1L も輸液することは絶対にない．急性の意識障害を伴う低 Na 血症や SIADH の治療において，投与速度を厳密にコントロールして限定的に用いる（3％食塩液として使われることが多い）．

SIADH：抗利尿ホルモン（ADH）不適合分泌症候群

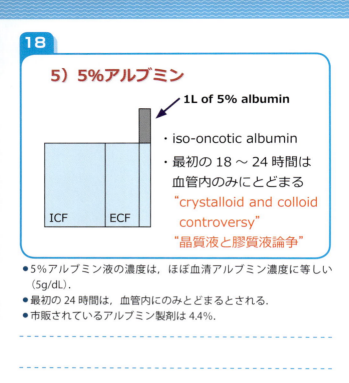

5) 5%アルブミン

1L of 5% albumin

- iso-oncotic albumin
- 最初の 18〜24 時間は血管内のみにとどまる

"crystalloid and colloid controversy"
"晶質液と膠質液論争"

- 5%アルブミン液の濃度は，ほぼ血清アルブミン濃度に等しい（5g/dL）．
- 最初の 24 時間は，血管内にのみとどまるとされる．
- 市販されているアルブミン製剤は 4.4%．

crystalloid vs colloid controversy

- 循環血漿量補充 fluid resuscitation に関して長く続いてきた論争．少なくとも，多くの研究で膠質液の優位性は証明されず．
- 死亡率（28日以内の死亡率）の検討では有意差はみられず，ほとんど決着がついたといってもいいかもしれない．
- 膠質液では死亡率，腎不全の頻度が高くなる場合もある．
- 基本的には安価な晶質液で十分．
- 『ICUブック』のMarino先生によれば，多くの研究がさまざまな疾患で死亡する可能性がある患者を対象としているため，輸液が直接的に死亡原因と関連があったかどうかを決定できないのではとの指摘がある（要するに循環血漿量補充がうまくいっても，肺炎で死亡することだってあるということ）．
- それでも膠質液をあえて使う領域は狭まっているといえる．

参考文献
- 稲田英一監訳：ICUブック 第3版．メディカル・サイエンス・インターナショナル，2008．
- Marino PL：The ICU Book. 3rd ed. Lippincott Williams & Wilkins, 2007.

晶質液（電解質溶液）と膠質液

	晶質液 crystalloid	膠質液 colloid
溶液	● 電解質のみ ● 乳酸リンゲル液 ● 生理食塩液	● 大分子物質を含む ● アルブミン ● デキストラン ● スターチ
利点	● 安価	● 血管内に長くとどまる ● 膠質浸透圧を上昇
欠点	● 膠質浸透圧に寄与しない ● 喪失血漿量の2～5倍必要 ● 末梢の浮腫 ● 肺水腫の増悪？	● 高価 ● 肺水腫を増悪させる可能性？ ● 肝炎，AIDSの危険 ● クロスマッチ検査に干渉 ● 凝固障害，腎症，アナフィラキシーの危険

膠原浸透圧とは
oncotic pressure

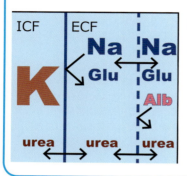

albumin（分子量6万）
は血管内において有効浸透圧物質として働く
：膠質浸透圧

体液全体として考えると浸透圧物質としての影響はごく小さい
（0.6〜0.7mOsm/L）

- 輸液を学びはじめたころ，なんでアルブミンは血清浸透圧に関係ないのかな…と疑問に思っていた．その答えがこれ．
- 要するに血清浸透圧と膠質浸透圧の区別ができていなかったのである．
- アルブミンの分子量を考えると，浸透圧活性物質としては非常に小さい．アルブミン濃度が4g/dL（＝40g/L），アルブミンの分子量を6万とすると，浸透圧は40×1,000/6万＝0.6mOsm/Lとなる．
- しかし分子量が大きいため，血管内においては有効浸透圧物質として働いている．これが膠質浸透圧の意味である．
- アルブミンやそれに代わる浸透圧物質として高分子のデキストランなどを用いた溶液が膠質液である．

20

生理食塩液はなぜ154mEq/Lなのか？

血清　　　　　生理食塩液

7% 固体
93% 水

- Naは水（plasma water）の中に154mEq/L
- 全体としての濃度は
  154 × 0.93 = 143mEq/L
- 生理食塩液は食塩のみで等張にした溶液
- Cl濃度は血清よりもずっと高い
- その意味では"生理的"ではない

- 血清には蛋白や脂質など7%の固体が含まれる．
- 生理食塩液は，これらの固体成分もすべて水に置き換えたものである．（p.143「63 偽性低Na血症」を参照）

21

5%ブドウ糖液はなぜ5%なのか？

- 5%ブドウ糖液　1L 中にはブドウ糖 50g
- 浸透圧は
  $50 \times 1000/180 = 278 mOsm/L$

- ブドウ糖のみでほぼ等張につくられている
- 体内に入ったときには
  free water（真水）と同じ意味である

- ブドウ糖のみで，ほぼ等張につくられている（278mOsm/L）．
- 自由水（free water）と D5W は輸液を考えるときには同じ意味で使うことがある．
- 自由水とは，free water = electrolyte-free water（溶質の入っていないタダの水）「真水」と理解する．
- 「自由水」という訳語は，free water を表す用語として以前から用いられているが，著者はわかりにくい表現だと思う．いっそのこと「真水」とすればよかったのにと思う．

22

臨床応用

体液の状態	診断	治療の目標	治療
ICF ↓	細胞外液が高張	ICFを増加	D5W投与
ICF ↑	細胞外液が低張	ICFを減少	低張尿を排泄
間質 ↓	skin turgor ↓	ECFを増加	NS投与
間質 ↑	浮腫	ECFを減少	Naを多く含む尿を排泄
血管内 ↓	容量減少の所見 ショック	ECFを増加	NSまたはアルブミン
血管内 ↑	溢水所見 頸静脈怒張	ECFを減少	Naを多く含む尿を排泄または瀉血

- スライド⑫の評価項目を使って, 3つの体液分画の状態の評価, そのための診断根拠となる指標, それに対する治療目標, その具体的な方法を示したもの.
- たとえば, 最上段の細胞内液（ICF）が減少していることは, 細胞外液（ECF）が高張であること（hypertonicity）で診断できる.
- これに対する治療目標はICFを増加させることで, そのために行う治療は5％ブドウ糖液（D5W）を投与することである.
- ICFの増加, 間質の増減, 血管内容量の増減についても同様に表に示した通りである.

23

排泄された 1L の尿が
どの compartment 由来で
あるかを考えると？

尿 tonicity?

尿（Na+K） 140mEq/L ＝等張
　尿はすべて ECF 由来の fluid
尿（Na+K） 0mEq/L
　1/3 が ECF 由来の fluid

利尿薬 → Na 再吸収を抑制して，Na を排泄

- 尿として排泄された成分の tonicity を考える．
- 尿が等張（Na + K ≒ 140mEq/L）だと，排泄された体液はすべて細胞外液由来と考える．
- 尿が低張（例：Na + K ≒ 0mEq/L）だと，体液全体から失われる．1/3 が細胞外液由来となる．

c. 浮腫と低 Na 血症

24

"電解質異常"の基本的な考え方

- 腎臓には各々電解質ごとに独自の調節機構がある
- "電解質異常"は,その機構に何らかの障害をきたした状態である

- **過剰障害 "excess disorder" の考え方**
  基本的異常＝何らかの原因による排泄障害の存在
  - **K**：高 K 血症（K 排泄障害：乏尿,腎機能低下）
  - **Na**：浮腫（Na 再吸収亢進）
  - **HCO_3^-**：代謝性アルカローシス（HCO_3^- 再吸収亢進）
  - **水**：低 Na 血症（水利尿不全＝ ADH 分泌）

- 水にも調節する独自の機構（osmoregulation）がある
  ＝水もひとつの"電解質"であると考えることができる

- 腎臓には,各種の電解質それぞれに個別に調節機構がある.
- 電解質異常とは,これらの機構に何らかの異常をきたした状態.
- 過剰障害 excess disorder という考え方をすると,正常の状態よりもその電解質が貯留した電解質異常の基本的病態は,排泄障害が本態であるという意味ではすべて同じである.
- 水にも独自の調節機構がある≒水もひとつの電解質と考える.

"Excess disorder"の出典は, Rose BD, Post TW: Clinical Physiology of Acid-base and Electrolyte Disorders. 5th ed. McGraw-Hill, New York, 2001

25

浮腫 edema
"Na の過剰 であって,水の過剰ではない"

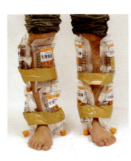

- 臨床上明らかな浮腫は 4～5L の ECF 過剰
- = NS（isotonic fluid）の過剰
- D5W を輸液して末梢の浮腫が出現することはない. 15L の輸液が必要.
- 浮腫を改善するためには Na が多く含まれた尿を出すことが必要である.

26

低 Na 血症　Na＜130mEq/L
"水の過剰 であり,Na の欠乏とは限らない"

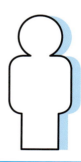

- 低 Na 血症は free water の過剰である.
- 血清 Na 濃度は体液量の状態を反映しない.
- 低 Na 血症の改善のためには Na を含まない尿（低張尿）を出すことが必要である.

- 浮腫は，水の過剰ではなく Na の過剰である．
- 臨床的に明らかな浮腫は，細胞外液にして 4〜5L の体液過剰である．
- 浮腫を改善させるためには，尿として生理食塩液と同じ成分を排泄させる必要がある．
- 下肢に浮腫がある患者をみたら，この写真のように片足に生理食塩液が 2L ずつ溜まっているイメージをもつとよい（実際やってみるとホント重いです）．

- 低 Na 血症は Na 濃度が低い状態で，水の過剰であり，Na 欠乏とは限らない．
- 血清 Na 濃度は，体液量の状態を反映しない．

27

水・Na 代謝異常の原則

	過 剰	欠 乏
Na 異常	浮腫	細胞外液欠乏
水異常	低 Na 血症	高 Na 血症

2 つの座標軸で理解する！

水・Na 代謝異常の原則は，図のような 2 つの座標軸で理解する．
Na の出し入れの異常＝細胞外液量の異常
水の出し入れの異常＝血清 Na 濃度の異常

28

容量調節系と浸透圧調節系
volume regulation vs osmoregulation

	容量調節系	浸透圧調節系
何が感知されるか sensors	有効循環血漿量 頸動脈洞 afferent arteriole 心房	血清浸透圧 視床下部 浸透圧受容体
effectors	交感神経系 renin-angiotensin-aldosterone 系 ANP 腎臓内血行状態 ADH	ADH 口渇
何が影響を受けるか (臨床パラメータ)	尿中 Na 排泄 (U-Na)	尿浸透圧 (Uosm) 口渇を介した水摂取

(Rose BD & Post TW, 2001 より改変)

- 重要なことは，Na の出し入れと水の出し入れは，ほぼ独立しているということ．
- 尿 Na ＝容量調節系の指標，volume の状態をみている．
- 尿浸透圧＝浸透圧調節系の指標，浸透圧の状態（＝血清 Na の変化）．
  これは正確には尿浸透圧というよりも，尿の tonicity である；尿（Na ＋ K）．
- Na の出し入れ（容量調節系）と水の出し入れ（浸透圧調節系）は，"ほぼ"独立していると理解する．
- 尿中 Na 値をみるということは，その患者の体液量の状態（容量調節系）を判断するためである．
- 尿浸透圧（または尿の tonicity；Na ＋ K）をみるのは，その患者の浸透圧調節系を判断するためである．

29 水・Naバランスの病態生理

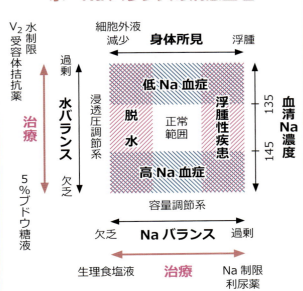

- Naバランスは容量調節系であり，身体所見による細胞外液量の評価が指標になる．Na過剰が浮腫，Na不足がいわゆる脱水（細胞外液欠乏）である．
- 水バランスは浸透圧調節系であり，血清Na濃度が指標となる．水過剰が低Na血症（この場合の水過剰とは絶対的あるいは相対的の両方を指す），水欠乏が高Na血症である．
- それぞれ過剰であればその成分を制限，あるいはNa過剰に対しては利尿薬を，水過剰に対してはV_2受容体拮抗薬を投与することが病態にかなっている（実際には，V_2受容体拮抗薬は，まだ低Na血症に対して保険適応ではない）．

d. 維持輸液

30

1日の最低限必要な成分

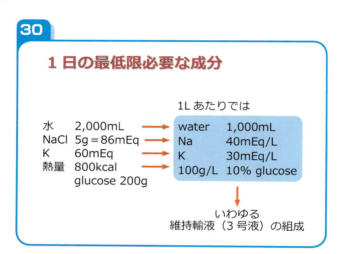

		1Lあたりでは
水	2,000mL	water 1,000mL
NaCl	5g = 86mEq	Na 40mEq/L
K	60mEq	K 30mEq/L
熱量	800kcal	100g/L 10% glucose
	glucose 200g	

↓ いわゆる維持輸液（3号液）の組成

31

維持輸液の組成

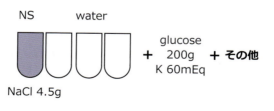

NS — NaCl 4.5g
water
+ glucose 200g K 60mEq + その他

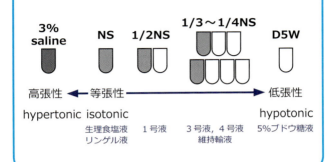

30
- 完全に禁飲食の状態で，最低限必要な水分・電解質は示す通りである．
- 1L あたりの濃度は，いわゆる 3 号液に相当する．
- 3 号液は，2L 投与すればこれらを投与することができるように調製されている．

31
- 維持輸液をこのように理解することができる．
- 生理食塩液 500mL ＋真水 1,500mL，それに必要な"添加物（K，熱量としてのブドウ糖）"を加えたもの．

32
- Na 濃度に注目すると，沢山ある輸液製剤は図に示す 4 つのグループに大きく分かれる．
- 生理食塩液と 5％ブドウ糖液がその基本である．
- すべての輸液製剤は，この両者を適当な比率で混合したものと理解する．

33

輸液のオーダーの原則

輸液総量 ＝ 予測喪失量 ＋ 維持量

推定必要量の半量を最初の 24 時間で補正

短い間隔で再評価を行いつつ軌道修正

- "輸液＝補液"と考えると，輸液とは喪失量を推定することに他ならない．

34

輸液療法の経過のイメージ

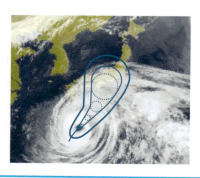

- 輸液の開始時には正解が最初からわかるわけではない．台風の進路図を思い出すといい．

たとえ話

「東京から札幌に行ってください」
どんな方法をとりますか？
とりあえず、まず北の方角に向かえばいい．
ちゃんと札幌行きの飛行機に乗れる人もいれば、上越新幹線に乗って新潟まで行く人もいる．常磐線に乗ってしまう人もいるかもしれない．何とか大洗にたどりついて、フェリーに乗る人もいるかもしれない．
一度名古屋に行ってしまっても、そこから札幌行きの飛行機に乗ればいい．いきなり福岡や那覇行きの飛行機に乗らないようにすればいい．
輸液も同様で、少なくとも間違った方向で治療を始めなければよい．どのくらいの速度で治療するかは、その人の技量にもよる．
腎不全や心不全では制限がでてくる．たとえば飛行機を使えないときは、どうするか？　など．

輸液療法の経過のイメージ

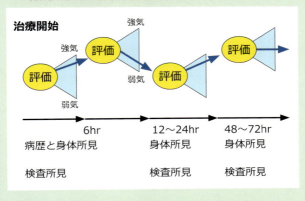

e. 脱水症

35

脱水の治療
輸液（"補液"）の考え方

- 何が足りないのか？
- どれだけ足りないのか？

● 脱水の治療とは，すなわち欠乏した体液について「どんな成分」が「どれだけ足りないのか」を推定することに他ならない．

36

喪失体液の成分の推測
＝補正する輸液の組成

- NSはどのくらい不足しているか？
  身体所見，体重変化，循環血行動態など
- free waterはどのくらい不足しているか？
  血清浸透圧，血清Na濃度

37

喪失体液量の推定

- 病歴：発熱，嘔吐，下痢，体重変化など
- 身体所見：大まかに重症度を4つに分けて考える
- 検査所見：Na濃度
  どのような組成の体液が欠乏しているのかという情報は得られるが，欠乏量に関しては参考にならない

38

脱水症の臨床所見

重症度	臨床所見	喪失体液量 (L)	(%)
軽症	なし	1.5〜2	3〜5
中等症	粘膜の乾燥	2〜4	5〜10
重症	上記に加え皮膚ツルゴール低下	4〜6	10〜15
最重症	上記に加え起立性低血圧,頻脈またはショック	> 6	> 15

- 喪失量の推定は,かなり大雑把な臨床判断である.
- 重要なことは,最初から正解にたどりつくことではなく,繰り返し再評価して軌道修正することである.

39

「脱水症」の定義

- ***Dehydration***
  水(free water)の欠乏

- ***Volume depletion***
  細胞外液の欠乏(Naの欠乏)

- 日本語でいう"脱水症"は2つの意味を含む.
  水の欠乏= dehydration
  Na(すなわち細胞外液量)の欠乏= volume depletion
- 名古屋のティアニー先生と異名をもつ藤田芳郎先生(中部ろうさい病院)は,細胞外液の欠乏のことを脱水に対して「脱Na」と表現された.けだし名言である.

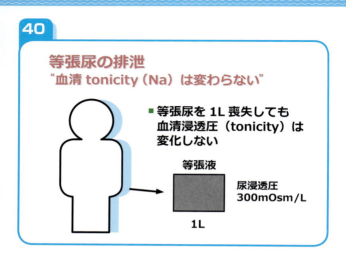

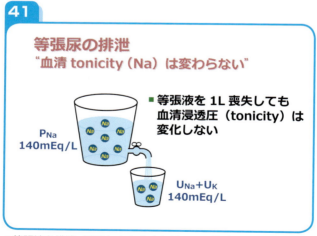

- 等張液を排泄（喪失）したときには，元の体液の tonicity に変化は起こらない．

42

等張性脱水

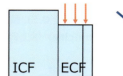

等張液を喪失

Posm（tonicity）は変化しない
血清 Na 濃度は正常

Posm：血清浸透圧

43

低張性脱水

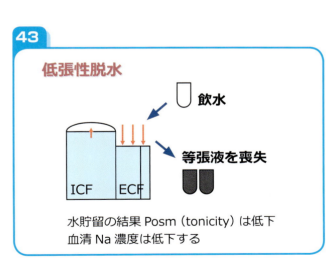

飲水

等張液を喪失

水貯留の結果 Posm（tonicity）は低下
血清 Na 濃度は低下する

- 低張性脱水とは，等張性脱水のあとに水が貯留して浸透圧（Na 濃度）が低下した状態．
- 本来なら低下した血清浸透圧（Na 濃度）を元に戻そうとして水を排泄すべきだが，それができない状態．

44

低張尿の排泄
"血清 tonicity（Na）は上昇する"

- 実質は free water を 0.5L 喪失
- 血清浸透圧（tonicity）は上昇する

尿浸透圧 150mOsm/L		等張成分 300mOsm/L		水 free water
低張尿	=		+	
1L		0.5L		0.5L

- 低張尿を排泄（喪失）すると，水の喪失によって tonicity（血清 Na 濃度）は上昇する．

45

高張性脱水

水のみ（pure water）喪失
低張液の喪失

ICF　ECF

Posm（tonicity）は上昇する

血清 Na 濃度は上昇する

- 純粋な水の喪失は少ないが，臨床的に有名なのは尿崩症である．

46

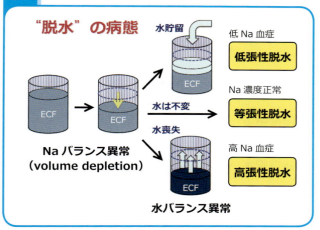

- 3つの"脱水"の病態をこのように2段階で理解する．
- まず前提として，元のレベルから細胞外液（容量すなわちNa量）が低下する．
- 次に，水（free water）を失わなければ等張性脱水（Na濃度正常）であり，相対的に水貯留がそれに加われば低張性脱水（低Na血症），さらに水を喪失すれば高張性脱水（高Na血症）となる．

47

脱水の病態生理

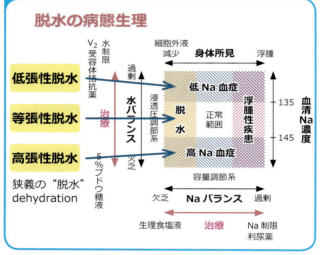

- これまであげた 3 つの"脱水症"は，マトリックスに示すとこうなる．

48

まとめ

- 輸液の基本は生理食塩液と D5W である．すべての輸液製剤はその組合せと考えることができる．
- どのような成分が失われているのかを考え，喪失した体液と同じ成分を輸液する．
- 実際の輸液量＝喪失量＋維持量

Ⅱ. K代謝異常

Hypokalemia & Hyperkalemia

OVERVIEW

- K代謝は"タテ"と"ヨコ"で考える
- タテの異常:摂取,排泄の異常
- ヨコの異常:分布の異常
- 高K血症では排泄障害が存在する
- 低K血症の鑑別は「尿・血・血」

1

Kの代謝異常の考え方

摂取 100mEq/日 → ECF 60mEq

ECF ↔ 分布（Na-K ATPase）↔ ICF 3,000〜4,000mEq ← **ヨコの異常**

ECF → 排泄 ← **タテの異常**

排泄 → 腎臓 90mEq/日、腸管・汗 10mEq/日

- K代謝異常は，大きく"タテの異常"と"ヨコの異常"で理解する．
- "タテの異常"とは，摂取，排泄に関係する異常．
- "ヨコの異常"とは，細胞内外での分布の異常．
- 1日摂取量は1mEq/kg/日程度だが，単純に100mEq/日と理解する（覚えやすい）．
- 排泄経路は，腎臓（尿中）に90％，腸管に10％．

2

腎におけるK代謝

糸球体での濾過
4mEq/L × 150L/日 = 600mEq/日

K⁺

近位尿細管での再吸収 60％

Henle係蹄 30％

遠位尿細管 10％

K⁺分泌の主要な調節部位は皮質集合管

Na⁺ → Na⁺再吸収
K⁺ → K⁺分泌

60mEq/日（1mEq/kg）
"ゼロにはならない"

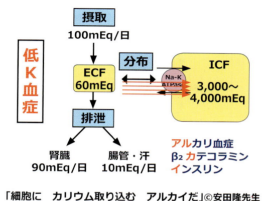

「細胞に　カリウム取り込む　アルカイだ」©安田隆先生

- 糸球体で濾過されたKは，遠位尿細管まででいったんすべて再吸収される．
- 遠位尿細管，集合管でのK分泌が，排泄量を決める．
- Kの排泄量を決めるのは，遠位尿細管・集合管までどれだけ尿が到達するかによる．
- 体内のKが欠乏しても，尿中Kはゼロにはならない（ここがNaとの大きな違い）．
- 尿量が多ければ確実にKは喪失してしまう（したがって原因は何であっても，多尿は低K血症の原因になる）．

- 細胞外から細胞内にKを取り込む作用があるのは，アルカリ血症，β_2カテコラミン，インスリンである．
- 細胞内から細胞外にKを放出する作用：酸血症，インスリン欠乏，細胞崩壊．

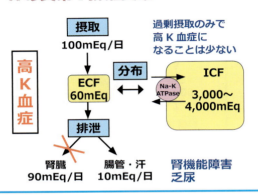

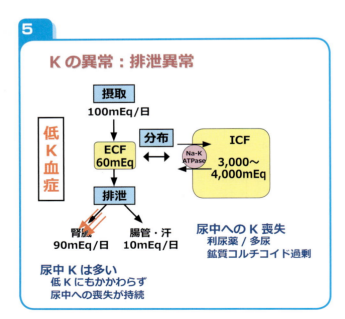

6

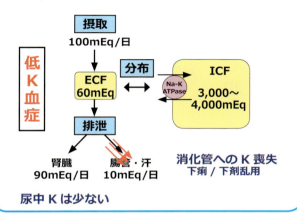

K の異常：排泄異常

摂取 100mEq/日 → ECF 60mEq ⇄ 分布 ⇄ ICF 3,000～4,000mEq（Na-K ATPase）

排泄：腎臓 90mEq/日、腸管・汗 10mEq/日

低K血症

消化管への K 喪失
下痢 / 下剤乱用

尿中 K は少ない

4
- 腎機能が正常であれば，過剰摂取のみが高 K 血症の原因となることは少ない．
- 高 K 血症には，ほとんど必ずといってよいほど排泄障害が存在する．

5
- 排泄過剰が原因の低 K 血症は，腎臓からの K 喪失と消化管からの K 喪失に二分される．
- 腎臓からの喪失が原因の場合は，低 K 血症があるにもかかわらず尿中 K が多い（K ＞ 40mEq/日）．
- 原因は，利尿薬，多尿（原因は何でもよい），鉱質コルチコイド過剰など．

6
- K 喪失が消化管由来の場合には，腎臓は代償的に働くため尿中 K は少ない（尿中 K ＜ 40mEq/日）．
- ただし，腎障害を伴っている場合には，その限りではない．

低K血症での鑑別のポイント

尿中K
K < 20mEq/L：腎外性喪失
K > 20mEq/L：腎性喪失

血圧
高血圧か？
正常か？

血液ガス
アシドーシスか？
アルカローシスか？

- 低K血症の鑑別診断におけるポイントは，"尿・血・血"と覚える．
- 尿中K：腎性喪失か腎外性喪失か？
- 教科書によっては尿中K > 20mEq/日，尿中 < 20mEq/日と記載されている場合がある．また境界値も15～25mEq/日と教科書によってばらつきがある．しかし実際の臨床の現場では24時間蓄尿の結果を待てない場合もある．したがって限界があることを理解した上で，スポット尿の尿中K濃度で判断すればよいと個人的には考えている．
- 血圧：高血圧か正常血圧か？
- 血液ガス：アシドーシスかアルカローシスか？

Ⅲ. 尿所見のみかた

Meaning and Application of Urinary Findings

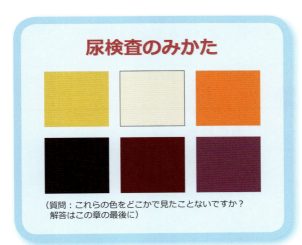

III. 尿所見のみかた
a. 尿一般検査

1

尿比重 specific gravity

- 尿浸透圧の代用として病棟でも簡便に利用できる
  <前提条件>
  - 尿中に比重を重くする物質がないこと
  - 尿糖陰性を試験紙で確認すること
  - 造影剤やマニトールなどが投与されていないことをカルテで確認する
- 乏尿・腎機能障害患者の鑑別に

2

尿比重と尿浸透圧

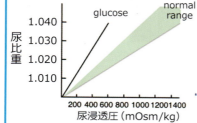

比重	浸透圧
1.000	0
1.010	350
1.020	700
1.030	1050

"350の倍数"と覚える

0.001 = 35〜40mOsm/L で換算することもできる
例）1.015 =（35〜40）× 15 = 525〜600mOsm/L

3

尿浸透圧 Uosm

- 正常では 50〜1,200mOsm/L の範囲
- 浸透圧調節系の指標
  - GFR < 25mL/分まではほぼ正常
  - GFR 15mL/分でほぼ半分に
  - 末期腎不全では等張尿に固定

> 腎前性 vs 腎性腎不全の鑑別診断
> (尿細管が機能しているか？)
> 多尿の鑑別診断
> (水利尿 vs 溶質利尿)

1
- 尿比重は病棟で簡単に測定できるので便利．特に，病棟で「乏尿」の患者を診るときに役に立つ．

2
- 左図（グラフ）の出典は参考図書 2) の Rose 本である．

3
- 尿浸透圧の正常範囲は，50〜1,200mOsm/L．
- 覚え方は，GFR が 25mL/分まではほぼ正常．GFR 15mL/分になるとほぼ半分（150〜600mOsm/L）の幅になる．そして，末期腎不全では 300mOsm/L のほぼ等張尿に固定される．
- 尿浸透圧を臨床的に使うのは，腎前性（> 500mOsm/L）vs 腎（実質）性（≒ 300mOsm/L）の鑑別と，多尿の鑑別で水利尿（< 250mOsm/L）vs 溶質利尿（> 300mOsm/L）である．

4

尿のpH

- 正常範囲　4.0〜7.0

- pH 8.0　高いとき
  - 尿路感染（リン酸アンモニウムMg）の可能性を考える
    （urea splitting bacteria; *Proteus* etc.）

- 代謝性アルカローシスの回復期
  - 酸性尿→pH > 6.0になると，過剰のHCO$_3^-$が排泄されはじめた証拠

- 意外にみな気にしていないが，結構役に立ちます．
- 代謝性アルカローシスでは，逆説的に尿は酸性である（HCO$_3^-$が排泄できないためアルカローシスが持続している）．
- 特に，容量低下が原因の代謝性アルカローシス（contraction alkalosis）のときに，輸液で不足した容量が補充されると，排泄できなかったHCO$_3^-$が排泄できるようになり，急速に尿のpHが上昇するのが観察される．

b. 尿沈渣

尿沈渣の3パターン

nephr-**o**-tic	nephr-**i**-tic	chronic
多量の蛋白尿 脂肪球 脂肪円柱 種々の血尿	赤血球，白血球 赤血球円柱，種々の蛋白尿 ときに nephrotic しばしば白血球，顆粒円柱を認める	蛋白尿，血尿は軽度 ろう様円柱 顆粒円柱
ネフローゼ型	**腎炎型**	**慢性腎不全型**

- 尿沈渣の異常は，大きくこの3つのパターンで考える．もちろん，かなり単純化しているが，腎疾患の鑑別診断では尿沈渣が，これらのうちどのタイプになるかを判断するだけで，かなり鑑別診断は絞ることができる．
- ネフローゼ型であれば，一次性（原発）か二次性かを次に考える．頻度で考えると原発性なら微小変化群，膜性腎症，二次性では（圧倒的に）糖尿病性腎症が多い．あとは患者の年齢，臨床状況を参考にする．
- 腎炎型であれば，少なくとも糸球体病変を伴う腎炎症候群のいずれかを考える．
- 慢性腎不全型は，腎硬化症だけでなく慢性腎不全であれば，進行期にはこのような所見に終息することが多い．

6

辺縁から円柱を探す

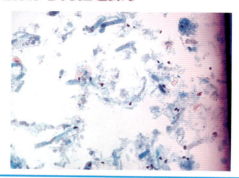

- 尿沈渣で円柱を探すときには，まず低倍率でカバーグラスの辺縁から探すとよい．

7

硝子円柱 hyaline cast

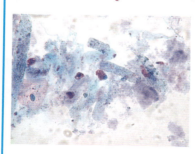

- 尿細管蛋白由来で脱水の強いときにも見られる
- 病的とは限らない
- Tamm-Horsfallムコ蛋白

- 硝子円柱は，尿細管蛋白がちょうど尿細管の管腔でゼリーのように固まって，それがトコロテンのように出てきたイメージである．

8

赤血球円柱 RBC cast

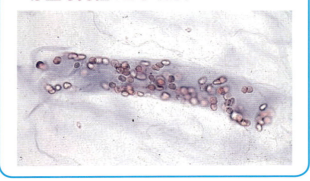

- 硝子円柱（7）が，何も入っていないゼリーだとすると，赤血球円柱はフルーツ入りの寒天ゼリーをイメージする．赤血球円柱はミカンの入ったゼリーで，白血球円柱（11）はモモが入ったゼリーみたいな……．

9

糸球体性血尿の特徴

- 赤血球円柱
- 変形赤血球
- いずれも血尿が糸球体由来であることを示す

- 赤血球円柱（8），変形赤血球（10）があれば，いずれも血尿が糸球体由来であることを示す．すなわち，糸球体病変の存在を強く示唆する．

10

変形 RBC ＝糸球体性血尿

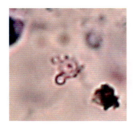
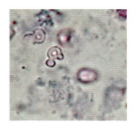

 Mickey Mouse Ear

- 変形赤血球にはいろんな変形がある（成書を参照のこと）が，覚えやすくて代表的なのがコレ．あの有名なネズミさんですね．

11

白血球円柱 WBC cast

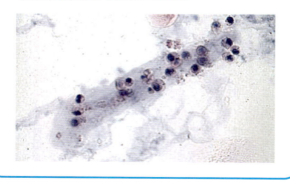

- 尿細管に白血球が出てくる病態（すなわち尿細管間質に炎症を起こすような病態）なら，尿細管間質性腎炎でも，腎盂腎炎でも何でも原因になりうる．

顆粒円柱 granular cast

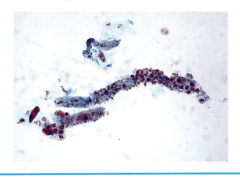

- 顆粒円柱は細胞性円柱で，細胞成分が壊れたイメージ．つまり，ミカンやモモがつぶれてゼリーに混じっているイメージ．

尿円柱のイメージ

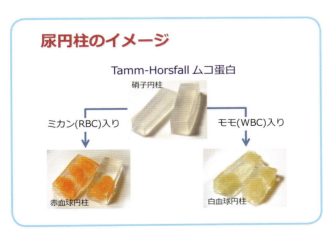

- 硝子円柱（7），赤血球円柱（8），白血球円柱（11）のページを見てから上の写真を見るとこんな風に見えてきませんか？

13

ろう様円柱 waxy cast

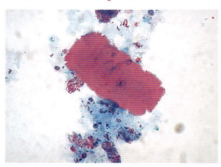

- 腎障害が進行して，尿細管が壊れて大きくなってしまうと，巨大な無構造のろう様円柱が見られる．
- これがあるのは，尿細管障害が強いことを示している．

14

脂肪円柱・脂肪球

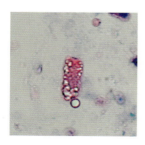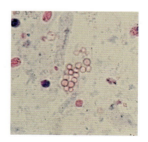

- ネフローゼ症候群のときに出現する．顕微鏡で見ると油滴が光っているように見える．

C. 尿電解質

15 尿中電解質の考え方

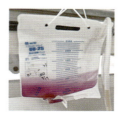

尿中電解質を通して何を見ているのか

16 尿中電解質の使い方

尿 Na	容量調節の指標 （Na の出納）	腎前性 vs 腎実質性
尿（Na＋K）tonicity	浸透圧調節の指標 （水の出納）	低 Na 血症の鑑別
尿 K	低 K 血症の鑑別診断	腎性 K 喪失
尿 Cl	代謝性アルカローシスの鑑別診断	生理食塩液反応性 vs 生理食塩液抵抗性
尿（Na＋K）− Cl （尿 anion gap）	NH_4^+ の排泄 尿酸性化障害	尿細管性アシドーシス

（説明は次ページ）

17

尿中電解質の使い方

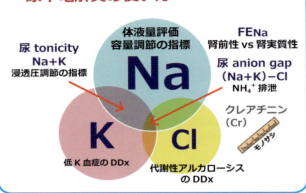

- 16を図にしたものである.
- ここで重要なことは,尿中クレアチニン(Cr)は,腎臓での電解質のハンドリングを考えるときにモノサシになることである.
- これは,体内でクレアチニンが一定の量で産生され,排泄されていることに由来する.

DDx:鑑別診断,FENa:Na 部分排泄率

16

- 尿中 Na,K,Cl 単独あるいは組み合わせによって意味が異なることに注意.
- 特に,尿中 Na は容量調節 volume regulation の指標であり,尿 Na + K は浸透圧調節 osmoregulation の指標であることに留意されたい.ここが最も初学者が誤解するところである.

18

尿中 Cr

- 体内での産生量＝排泄量
- 筋肉量によってきまる
  - 男性　20〜25mg/kg/日
  - 女性　15〜20mg/kg/日　**20mg/kg/日**
- 蓄尿が正確かどうかの判定

- 尿検査における"モノサシ"である
- g・Cr の排泄量でその物質の腎でのハンドリングをみる

- 尿中クレアチニンは尿検査における"モノサシ"と考えるとよい．
- 排泄量が筋肉量によって決まるため，たとえば体重が 60kg の男性では，およそ 1,200mg/日の排泄量があるはず．
- 蓄尿で測定した総クレアチニン量が 600mg/日しかなければ，不完全な蓄尿であった可能性が高い．
- 逆に，小柄な女性なのに，総量が 2,000mg/日もあれば，蓄尿がダブっていた（たとえば 24 時間ではなくて 36 時間蓄尿になっていた）可能性を考える．
- 1 人の患者を継続して観察すれば，この値の変動をみれば計測した値がどれくらい信頼性をもつのかがわかる．

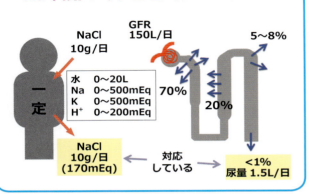

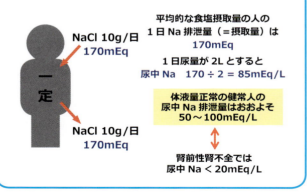

21

尿中 Na の考え方（ミクロの視点）

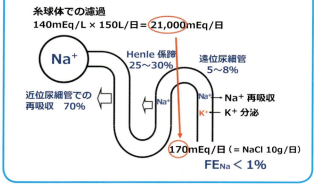

19
- 電解質の出し入れを考えるときに，もう一つ提案したいことは"マクロとミクロの視点"を持つことである．

20
- マクロの視点からみると摂取量＝排泄量で，平均的な Na 摂取量（食塩 10g/日）では尿中 Na は 170mEq/日になる．

21
- ミクロの視点からみると，濾過される Na は 140mEq/L × 150L/日＝約 20,000mEq/日で，排泄される Na 170mEq/日はおおよそこの 1%弱であることが理解できる．
（これがまさに FE_{Na} の意味である．）

22

尿中 Na 低値＝脱水ではない！

尿中 Na，FE$_{Na}$ 低値の pit fall

- 有効循環血漿量低下：
  <u>心不全，肝硬変，ネフローゼ症候群</u>
- 急性糸球体腎炎
- 閉塞性腎症の急性期（＜24時間以内）
- 腎移植　拒絶反応

生理食塩液の投与は病態を悪化させる！

23

尿中（Na＋K）の意味

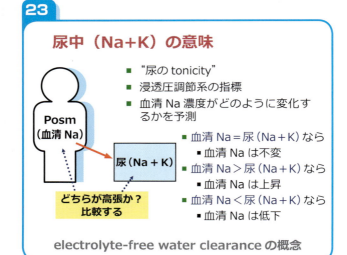

- "尿の tonicity"
- 浸透圧調節系の指標
- 血清 Na 濃度がどのように変化するかを予測
- 血清 Na ＝尿（Na＋K）なら
  - 血清 Na は不変
- 血清 Na ＞尿（Na＋K）なら
  - 血清 Na は上昇
- 血清 Na ＜尿（Na＋K）なら
  - 血清 Na は低下

electrolyte-free water clearance の概念

22
- しばしば誤解されることだが，尿中 Na 低値＝脱水ではない．
- 尿中 Na 低値→体内の Na が足りない→生理食塩液投与は正反対のこともある．

23
- 尿の tonicity と血清 Na の値を比較して，どちらが大きいかをみて，その時点での水（free water）排泄あるいは再吸収の状態を判断する．
- これはまさに electrolyte-free water clearance（電解質自由水クリアランス）の概念そのものである．（Rose 本に詳細な記載あり）

24

1 日の溶質負荷

◆ およそ 10mOsm/kg/ 日
  600 〜 900mOsm/日

◆ 食塩 10g = Na 170mEq
  - 電解質で 170×2 = 340mOsm

  <mark>tonicity に関与</mark>

◆ 蛋白摂取 60g
  - 蛋白の 16% が N（窒素）で，90%が尿中に排泄
    60g × 0.16 × 0.9 = 8.7g の N が尿中に排泄
  - 尿素 1 分子は 2 個の N をもつので 8.7g の N は
    8.7 × 1,000/28 = 310mOsm

  <mark>tonicity に関与しない</mark>

25

GFRと尿濃縮／希釈力

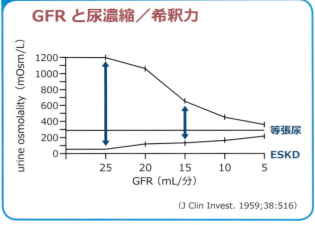

(J Clin Invest. 1959;38:516)

- 図はGFRと尿浸透圧のとりうる範囲を表したものである．
- GFRが25mL/分までは，ほぼ正常（50〜1,200mOsm/L）に保たれ，15mL/分になるとその約半分（150〜600mOsm/L），5mL/分（すなわち末期腎不全）では，約300mOsm/Lの等張尿に固定される．
- この図をもとにして，腎機能が低下したときに，ある溶質負荷において尿量がどの範囲で変わりうるかを示したのが次の26である．

ESKD（end stage kidney disease）：末期腎不全

d. 尿量と尿浸透圧

26

尿浸透圧と尿量の考え方
(溶質負荷 600mOsm/日のとき)

Uosm	尿量	
1200	0.5	GFR 25mL/分
800	0.75	
600	1	
400	1.5	GFR 15mL/分
300	2	ESKD
150	4	
100	6	
50	12	
mOsm/L	L	

- 600mOsm/日の溶質負荷のある患者で,腎機能が正常(GFRが〜25mL/分まで)では,尿量は0.5L〜12Lまでをとりうる.
- この患者がもし14L飲水したらどうなるか? 12Lは排泄できるが,2Lは排泄できず体内に貯留する.すなわち低Na血症となる.
- GFRが15mL/分まで低下した場合,600mOsm/Lまでしか尿を濃縮できないとすると,尿量が0.5Lしかなければ,300mOsmは体内に残る(→ BUNが上昇).
  逆に,150mOsm/Lまでしか希釈できないので,6L飲水すると,4Lまでは出せるが2Lは体内に貯留→低Na血症となる.
- 等張尿(300mOsm/L)に固定される末期腎不全(ESKD)では,2Lの尿量がないとすべての溶質を排泄できない.
- この図と, 25 のグラフの形,何となく似てませんか?

27

溶質負荷 900mOsm/日では

Uosm	尿量	
1200	0.75	GFR 25mL/分
800	1.125	
600	1.5	GFR 15mL/分
400	2.25	
300	3	ESKD
150	6	
100	9	
50	18	
mOsm/L	L	

28

尿量は摂取水分量のみで決まるのではない

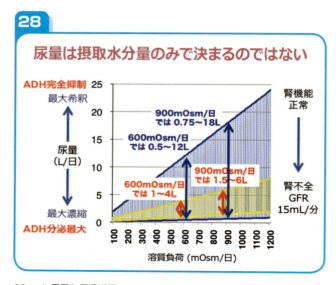

27
- 1日の溶質負荷を900mOsm/日に変えてみるとこのようになる．
- つまり尿量を決定するのは，飲水量だけでなく溶質負荷の量でもあることが理解できる．

28
- 尿量は飲水量だけでなく，溶質負荷の量によっても決まることを示した図である．
- 青で示した腎機能正常の領域が，腎不全になってGFRが15mL/分まで低下すると，とりうる尿量は黄色の領域まで減少する．
- 腎機能正常時には，600mOsm/日の溶質負荷下では，とりうる尿量の範囲は0.5Lから12L．このとき，GFRが15mL/分まで低下すると，尿量は1〜4Lの範囲しか調節できなくなる．水分摂取（＝尿量）が1L以下では，溶質貯留（たとえばNa貯留で浮腫，あるいはBUN上昇）が起こり，4L以上の飲水では，低Na血症が起こりうる．

29

SIADH:尿浸透圧と尿量
（溶質負荷 600mOsm/日のとき）

Uosm	尿量
1200	0.5
800	0.75
600	1
400	1.5
300	2
150	4
100	16
50	12
mOsm/L	L

SIADH

ADHの不適切分泌のため尿浸透圧が高いままに維持され，free water が排泄できない

1L以上の水負荷は水貯留を起こす
↓
低Na血症が持続

30

SIADH:尿浸透圧と尿量
（溶質負荷 600mOsm/日のとき）

Uosm	尿量
1200	0.5
800	0.75
600	1
400	1.5
300	2
150	4
100	16
50	12
mOsm/L	L

SIADH

ADHの不適切分泌のため尿浸透圧が高いままに維持され，free water が排泄できない

フロセミドの投与によって尿の浸透圧を低下させることができる
↓
free water の排泄が可能になる

- 溶質負荷 600mOsm/日の患者で，ADH が不適切に分泌され尿浸透圧が 600mOsm/L に固定されていると仮定すると，このようになる．
- この患者では尿浸透圧を 600mOsm/L 以下に下げることができないため，600mOsm の溶質を排泄するのに 1L の尿量でちょうどになる．
- しかし，2L の水が負荷されても尿量は 1L しか排泄できず，残りの水 1L は体に貯留して低 Na 血症が持続することになる．

SIADH：抗利尿ホルモン（ADH）不適合分泌症候群

- SIADH の治療においてフロセミドを投与するのは，尿の浸透圧を低下させる意味もある．
- 図の例では，尿の浸透圧がフロセミド投与によって 150mOsm/L まで低下すれば，4L までの尿を排泄できるようになる．

31

> **" If you don't know what's going on, always save the urine. "**

- もし,何が起こっているのかよくわからなかったら……とにかく尿をとっておけ!
- この句は,Sotos JG:Zebra Card. An aid to obscure diagnosis. Move Busy Press, Palo Alto, California, 2006 にある.

32

尿いろいろ
(color chart of PP)

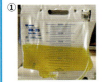
① 正常尿
straw color（麦わら色）

② 低張尿
（利尿薬使用後）

③ リファンピシンによる着色尿

④ ミオグロビン尿
横紋筋融解症

⑤ ビリルビン尿
高ビリルビン血症

⑥ purple urine bag syndrome

①正常尿は麦わら色 straw color と表現される．
②フロセミドなどの利尿薬を投与した後の尿は無色の低張尿．
③リファンピシン（RFP）ではこんなオレンジ色になる．RFP では汗や涙まで着色するので，患者に投与前に説明しておかないとびっくりされる．
④横紋筋融解症によるミオグロビン尿．ただし，こんな色の尿が出る前に予測して，生理食塩液で尿量を確保しておけば，こんな色にならないし，腎不全も起こさない．
⑤高ビリルビン血症によるビリルビン尿．
⑥長期臥床で慢性便秘の患者で時にみられる purple urine bag syndrome. 便秘で腸内細菌が異常増殖しトリプトファンがインドールに分解され，吸収されたインドールがインジカンとなって尿中に排泄され，そこで蓄尿バッグ内の細菌によって不溶性のインジカになって沈着する，とされている．

これ以外に，プロポフォール投与中にみられる緑色尿とかありますね．まあ，尿の色も人生も色々ですな．

Ⅳ. 酸塩基平衡異常

Simple and Mixed Acid-Base Disorders

OVERVIEW

- 基本的な生理学的知識
- 酸の生成と負荷に対する反応
- Hendersonの式
- 単純性＆混合性酸塩基平衡異常
- 代謝性アシドーシス・アルカローシス
- 血液ガスの読み方

IV. 酸塩基平衡異常
a. 酸塩基平衡の生理

1

体液の恒常性の保持

正常範囲		摂取	許容範囲	
総体液量	体重の60%	水	0〜20L/日	
血清 Na	140mEq/L	NaCl	0〜500mEq/日	
K	4.0mEq/L	K	0〜500mEq/日	
pH	7.40	H	0〜200mEq/日	
Ca	9.0mg/dL	Ca	0〜30g/日	
P	4.0mg/dL	P	0〜30g/日	
			（1日あたり）	

$pH = -\log[H^+]$
H^+ 0.000040mEq/L

恒常性

排泄

- 総体液量は体重の約60%.
- すべての電解質は，摂取量が大きく幅があるにもかかわらず，常に正常範囲に保たれている．
- 「水・電解質異常」のパート（p.4）と同じ図である．唯一の違いは，「水素イオン濃度は？」ということである．
- さて水素イオン濃度の正常値はいくつだろうか？ これを研修医の先生に質問すると，たいていぐっと返答につまることが多い．
- pH7.40では水素イオンの濃度は40nEq/Lであり，他の電解質と単位を合わせると非常に小さく，しかも狭い範囲に調節されていることが理解できる．
- しかも1日の許容量が200mEqであることをみると，ヒトは酸に対する負荷に対して非常に効率のよいシステムを持っていることが理解できる．

2

H⁺（酸）の発生

- **揮発酸 volatile acid**
  - 糖，脂肪などの酸化によって生ずる CO_2 と水に溶けて存在する H_2CO_3（炭酸）
  - 肺から呼吸によって排泄される
  - 15,000〜20,000mEq/日

- **不揮発酸あるいは固定酸 non-volatile acid or fixed acid**
  - 蛋白の代謝によって生じるリン酸，硫酸など
  - 肺から排出されず腎臓を経由して尿中に排泄される
  - 50〜100mEq/日（1mEq/kg/日）

● 体内で発生する酸には2種類ある．
　①揮発酸は，CO_2 として肺から排泄される酸．
　②固定酸（または不揮発酸）は，腎臓から尿に排泄しなければならない酸．

Ⅳ 酸塩基平衡異常

3

体内で産生される酸

$H_2O + CO_2 \leftrightarrow H_2CO_3 \leftrightarrow H^+ + HCO_3^-$ アミノ酸由来

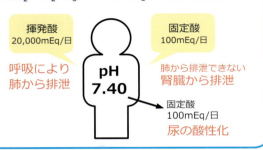

揮発酸
20,000mEq/日

呼吸により
肺から排泄

pH 7.40

固定酸
100mEq/日

肺から排泄できない
腎臓から排泄

固定酸
100mEq/日
尿の酸性化

- 肺から排泄される揮発酸が 20,000mEq/日.
- 腎臓から排泄すべき固定酸は 100mEq/日（1mEq/kg/日だが，大雑把に 100mEq/日と覚えてもよい）.
- 固定酸を排泄するために，腎臓は尿を酸性化しなければならない.

4

酸の負荷に対する反応

1) 細胞外液による緩衝
    炭酸 - 重炭酸緩衝系（HCO_3^-）
2) 細胞内液による緩衝
    蛋白，リン酸，ヘモグロビン
3) 呼吸性代償
4) 腎臓による酸の排泄
    ① 尿 pH の低下：0.04mEq/L
    ② 滴定酸（$H_2PO_4^-$）：10〜40mEq/日
    ③ NH_4^+ の排泄：300〜500mEq/日

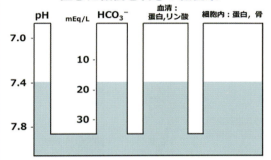

(聖マリアンナ医科大学・柴垣有吾先生のご厚意による)

- 酸の負荷に対する生体の反応は，時間的に早いものから1)～4)の4つである．
- 腎臓による酸の排泄は，直接水素イオンとして排泄されるのはごくわずかで，ついで滴定酸として約40mEq/日，そして最後にNH_4^+として排泄されるものである．
- このなかで最も排泄能力が大きいのはNH_4^+の排泄であり，これが腎臓からの酸排泄の大部分を占める．
- 逆にこの機構に異常をきたすと，酸排泄障害からアシドーシスをきたす．これが尿細管性アシドーシスである．

- 不揮発酸が体内で産生されると，急激なpHの変化を抑えるために働くのが緩衝系である．
- 炭酸-重炭酸緩衝系，血清の蛋白・リン酸緩衝系，蛋白や骨による細胞内緩衝系がある．

6 肺と腎臓による調節

- **不揮発酸** 1mEq/kg/日
- **揮発酸** 15,000〜20,000 mEq/日
- 呼吸性代償 肺からの CO_2 排泄
- 炭酸-重炭酸緩衝系 細胞外液における緩衝
  - $H_2O + CO_2$
  - H_2CO_3
  - $H^+ + HCO_3^-$
- 腎臓による H^+ の排泄と HCO_3^- 産生
- NH_4^+,滴定酸の排泄

pH
- 6.00 酸性
- 7.40
- 8.00 アルカリ性

滴定酸($H_2PO_4^-$):10〜40mEq/日
NH_4^+ 排泄:300〜500mEq/日

〔参考図書4)を一部改変〕

6
- 体内で発生する2つの酸〔揮発酸と不揮発酸(=固定酸)〕は,それぞれ肺と腎臓から排泄される.
- 急激な変化に対しては緩衝系と呼吸性代償がまず反応して,その後,腎臓から酸の排泄が行われている.

7
- 酸排泄が行われる前提として,糸球体から濾過される HCO_3^- はすべて再吸収される必要がある.
- そのうえで,負荷された酸の排泄のために,リン酸などの滴定酸や NH_4^+ が働いている.

8
- 酸の負荷が起こったときには,NH_4^+ イオンの排泄が増加してその負荷に対応している.

a. 酸塩基平衡の生理

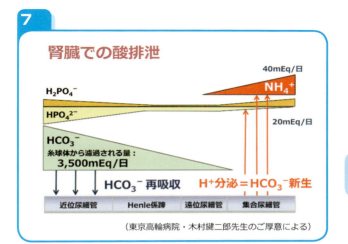

(東京高輪病院・木村健二郎先生のご厚意による)

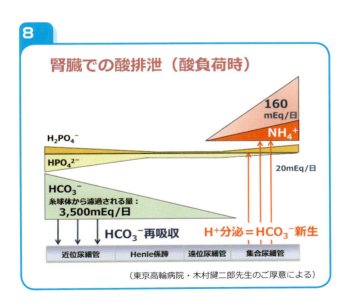

(東京高輪病院・木村健二郎先生のご厚意による)

9

用語の整理

- **アシデミア**　　血液 pH が 7.35 以下
- **アルカレミア**　血液 pH が 7.45 以上

- **アシドーシス**
  - 体内の pH を下げる,すなわち HCO_3^- を下げる(代謝性)あるいは P_{CO_2} を上げる(呼吸性)異常なプロセスが存在している病態
- **アルカローシス**
  - 体内の pH を上げる,すなわち HCO_3^- を上げる(代謝性)あるいは P_{CO_2} を下げる(呼吸性)異常なプロセスが存在している病態

10

アシドーシス

- **代謝性アシドーシス**
  - 不揮発酸 non-volatile acid が尿中に十分排泄されなかったり,尿中への排泄能力を超えて過剰に産生されて体液に貯留した状態

- **呼吸性アシドーシス**
  - 揮発酸 volatile acid が体内に貯留した状態

11

血液ガスの判定（正常範囲）

pH	7.35〜7.45	Na	140mEq/L
Pco_2	40mmHg	K	4.0mEq/L
Po_2	100mmHg	Cl	100mEq/L
HCO_3^-	22〜26mEq/L		

- まず pH をみる
  正常範囲　7.35 〜 7.45
- 7.35 より小さい＝アシデミア（酸血症）
- 7.45 より大きい＝アルカレミア（アルカリ血症）

● pH が 7.4 より小さい場合をアシデミア，7.4 よりも大きい場合をアルカレミアと書かれている本もある．

12

Henderson-Hasserbalch 式

$$pH = 6.1 + \log \frac{[HCO_3^-]}{0.03 \times [P_{CO_2}]}$$

$$pH = -\log[H^+]$$

13

Henderson の式

呼吸による調節

$$[H^+] = 24 \times \frac{[P_{CO_2}]}{[HCO_3^-]}$$

40mEq/L　　40torr　　24mEq/L

肺 / 腎

腎臓での調節

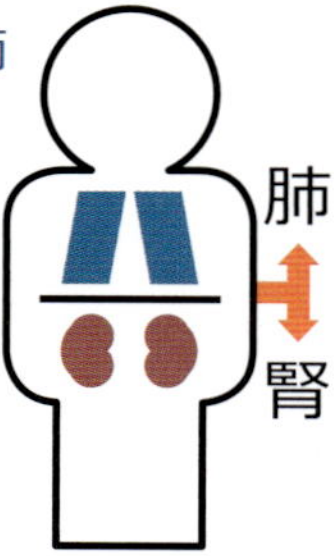

12
- 著者はこの式を学生の頃から何度みても覚えられない（そもそも覚える気がない…笑）.
- 高校生の頃，数学は面白いと思った時期もある．数学マニアの雑誌である「大学への数学」を発売日に買いに行くほどだったのだが，どうも数学のほうは私のことが嫌いだったみたいで，テストで5点（100点満点の，である）を取ったことがある．自分には数学的センスがないことをそのときにつくづく悟った.
- したがって今でも対数 log などという文字を見ただけでジンマシンが出そうになる.

13
- log などという変なものが入っていないこの式は易しい（＝優しい）.
- 覚えておく数字は，24 と 40 だけである.
- 水素イオン濃度は 40（nEq/L），HCO_3^- の正常値は 24mEq/L，P_{CO_2} の正常値は 40torr から簡単に思い出せる.
- 水素イオン濃度（すなわち生体の pH）は，P_{CO_2} と HCO_3^- の比によって決まる．すなわち呼吸と腎臓の両方の調節を受けている.
- 呼吸と腎臓の両方が障害されたら，体内の pH を正常に保つことが難しくなることが容易に理解できる．この式はなかなか味わい深い.
- どっちが分子でどっちが分母か忘れたら，人間の身体を思い出せばよい．上が肺で，下が腎臓．これでもう忘れない.

14

pHと[H⁺]の換算法（1）

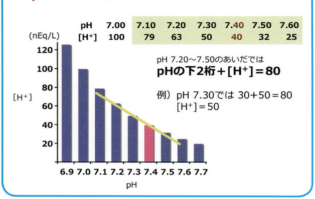

pH 7.20〜7.50のあいだでは
pHの下2桁＋[H⁺]＝80

例）pH 7.30では 30＋50＝80
[H⁺]＝50

15

pHと[H⁺]の換算法（2）

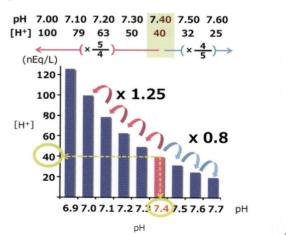

14
- Hendersonの式を使うときに必要なのは，pHと水素イオン濃度をどうやって換算するかである．
- その一つがこれ．ヒトの体液でpHがとりうる7.10〜7.60の間を，エイヤッと直線に近似してしまう方法（limited linear法）である．両端では（7.10あるいは7.60あたり）誤差が大きいのは仕方ない．7.20〜7.50では十分近似できる．
- 覚えておくべきは，7.40の下2桁40と水素イオン濃度40が，足して80ということ．

15
- こちらもスタートは，pH 7.40のときに水素イオン濃度が40nEq/L．
- pHが0.10下がるに従って，40から順番に1.25を掛ける．逆に0.10上がるときには0.8を掛ける．
- これを1.25/0.8法という．

b. 酸塩基平衡異常

16

酸塩基平衡異常

- **単純性酸塩基平衡異常 simple acid-base disorders**
  - 代謝性アシドーシス・アルカローシス
  - 呼吸性アシドーシス・アルカローシス

- **混合性酸塩基平衡異常 mixed acid-base disorders**
  - 代謝性アシドーシス
    - AG 増加代謝性アシドーシス ←
    - 非 AG 増加代謝性アシドーシス ←
  - 代謝性アルカローシス ←
  - 呼吸性アシドーシス・アルカローシス ←

  上記いずれか 4 つの組み合わせ

- 酸塩基平衡の異常は大きく分けて，異常な病態が 1 つだけの単純性酸塩基平衡異常と複数の組み合わせの混合性異常がある．
- 混合性酸塩基平衡異常のパーツは，代謝性アシドーシスがアニオンギャップ（AG）増加と非増加の 2 つ，代謝性アルカローシス，呼吸性アシドーシス・アルカローシスの合計 5 つある．
- このなかで同時に存在しえないのは，もちろん呼吸性アシドーシスとアルカローシスである（過換気かつ低換気はありえない）．
- 混合性酸塩基平衡異常は，上記の 4 つのいずれかの組み合わせになる．

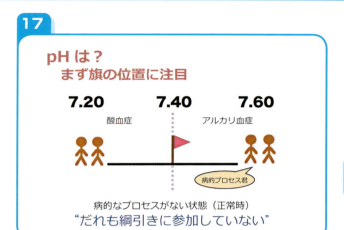

（説明は次ページ）

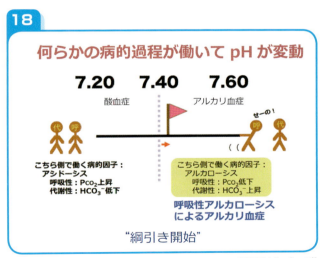

（説明は次ページ）

19

単純性酸塩基平衡異常

	一次変化	代償性変化
呼吸性アシドーシス	$CO_2 \uparrow$	$HCO_3^- \uparrow$
呼吸性アルカローシス	$CO_2 \downarrow$	$HCO_3^- \downarrow$
代謝性アシドーシス	$HCO_3^- \downarrow$	$CO_2 \downarrow$
代謝性アルカローシス	$HCO_3^- \uparrow$	$CO_2 \uparrow$

「単純性」酸塩基平衡異常では必ず同じ方向である

17
- 酸塩基平衡異常は，病的なプロセス（代謝性 vs 呼吸性，アシドーシス vs アルカローシス）が複数参加した綱引きと考えるとよい．
- 正常な状態では，病的なプロセスがない，すなわち誰も綱引きに参加していない状態で，綱引きの綱は地面に置かれた状態である．
- このとき，綱の中央にある旗は 7.40 の位置にある．

18
- 何らかの異常な病態が働くと（例：呼吸性アルカローシス），pH が変動する．すなわち，旗の位置が 7.40 から移動して綱引き開始である．

19
- 酸塩基平衡の異常で一次変化があると，代償的に二次変化が同じ方向に増減することは，Henderson の式を思い出すと，容易に理解できる．

c. 代謝性アシドーシス

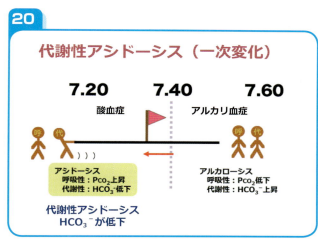

(20 21 とも説明は次ページ)

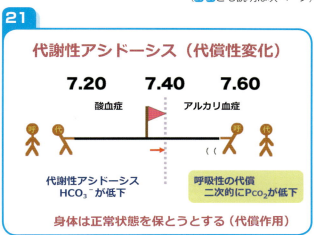

22

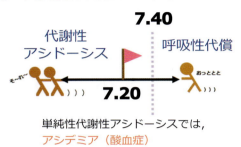

- しかし一次変化は完全には代償されない．
- 綱引きで，通常先攻のほうが有利なのと同じ．

20
- たとえば，代謝性アシドーシスでは，HCO_3^- が低下してpHが7.40より低下する．

21
- それに対して，身体は正常な状態を保とうとする代償作用（過換気によって Pco_2 を低下）が働いて，pHを正常に戻そうとする．

23

代謝性アシドーシスの分類

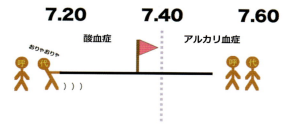

- 代謝性アシドーシスは，アニオンギャップ anion gap（AG）が増加するものと正常のものの2つに分けられる．

24

anion gap とは

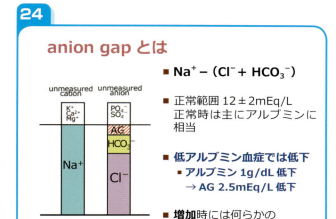

- $Na^+ - (Cl^- + HCO_3^-)$
- 正常範囲 12 ± 2 mEq/L
  正常時は主にアルブミンに相当
- **低アルブミン血症では低下**
  - **アルブミン 1g/dL 低下**
    → AG 2.5mEq/L 低下
- **増加**時には何らかの
  酸の存在を意味する

（説明は次ページ）

$$Na^+ - Cl^- = HCO_3^- + AG = 36$$

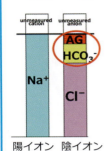

- **$Na^+ - Cl^- < 36$**
  - AG の低下
    - 低アルブミン血症，高γグロブリン血症
  - HCO_3^- の低下
    - 高Cl性代謝性アシドーシス
    - 呼吸性アルカローシス
- **$Na^+ - Cl^- > 36$**
  - HCO_3^- の増加
    - 代謝性アルカローシス
    - 呼吸性アシドーシス
- **AG の増加**：そのぶん HCO_3^- は低下するので通常はない

陽イオン　陰イオン
$AG = Na^+ - (Cl^- + HCO_3^-)$

- HCO_3^- の正常値が 24mEq/L，AG が正常では 12mEq/L であることから，$Na^+ - Cl^-$ はおおよそ 36 である．
- このことから，血液ガスを調べなくても酸塩基平衡異常の存在を疑うことができる．
- これを「Na^+ と Cl^- の距離感」と表現した先生がおられたが，けだし名言．

24
- アニオンギャップ（AG）とは，通常測定されない陰イオンと陽イオンの差である．
- これは，$Na^+ - (Cl^- + HCO_3^-)$ に一致する．
- アニオンギャップは，主にアルブミンに相当する．

26

なぜ，代謝性アシドーシスを2つに分けるのか？

- 発症機序が違うから（分類された）
- 鑑別疾患を絞れる
  - AGの上昇する代謝性アシドーシスは7つ

> - ケトアシドーシス
> - 乳酸アシドーシス
> - 腎不全
> - 中毒

大きくはこの4つ

- アスピリン中毒
- メタノール中毒
- エチレングリコール中毒

- 代謝性アシドーシスは，AGが増加するものと正常なものに二分される．
- 分けられた理由は，発生機序の違いと，鑑別診断を絞るのに有用であるから．
- 特に，AGが増加する代謝性アシドーシスは，大きく4つと理解しておく．

27

AGの増加 ≒ HCO_3^- の低下

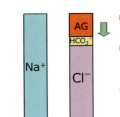

- $Na^+ - (Cl^- + HCO_3^-)$
- anion gapの増加（ΔAG）≒ HCO_3^-の低下（ΔHCO_3^-）
- **酸の存在**を意味する

陽イオン　陰イオン

28

AGが増加する代謝性アシドーシス

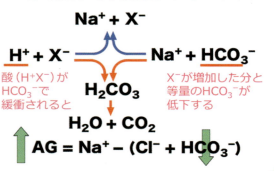

- AGが増加するアシドーシスでは，酸（H^+X^-）が HCO_3^- で緩衝されると，X^- が増加した分と等量の HCO_3^- が低下する．

29

AGが増加する代謝性アシドーシス

- **ケトアシドーシス**
  - 糖尿病性
  - アルコール性
- **乳酸アシドーシス**
- **腎不全**
- **中毒**
  - アスピリン
  - メタノール
  - エチレングリコール

大きくは4つと覚えておく

30

AG が正常の代謝性アシドーシス

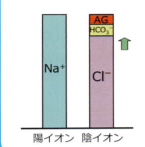

- $Na^+ - (Cl^- + HCO_3^-)$
- HCO_3^- 低下 ≒ Cl^- 上昇のため anion gap は増加しない

- AG 正常の代謝性アシドーシスでは，HCO_3^- の低下量と同じ量の Cl^- が増加するため，結果として AG は変化しない．
- しばしば non-gap metabolic acidosis と表現される．

31

AG が正常の代謝性アシドーシス

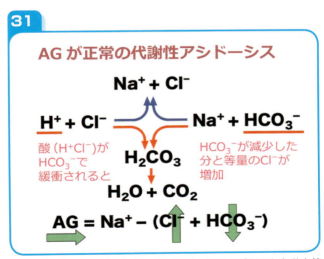

酸 (H^+Cl^-) が HCO_3^- で緩衝されると

HCO_3^- が減少した分と等量の Cl^- が増加

$$AG = Na^+ - (Cl^- + HCO_3^-)$$

- AG が正常の代謝性アシドーシスでは，HCO_3^- が低下した分と等量の Cl^- が増加するため，結果として AG は変化しない．

32

AG が正常の代謝性アシドーシス

- 消化管からの HCO_3^- 喪失
  - 下痢
  - 小腸瘻孔

- 腎臓からの HCO_3^- 喪失
  - 尿細管性アシドーシス
  - 炭酸脱水酵素阻害薬
  - 低アルドステロン

- その他
  - ケトアシドーシスからの回復期
  - 希釈性アシドーシス
  - 経静脈栄養

UreteroSigmoidostomy（尿腸管瘻）
Saline（腎機能低下時の生理食塩液投与）
Endocrine（低アルドステロン）
Diarrhea（下痢）
Carbonic anhydrase inhibitor（炭酸脱水酵素阻害薬）
Ammonia, alimentation（アンモニウム，中心静脈栄養）
Renal tubular acidosis（尿細管性アシドーシス）

- AG 正常の代謝性アシドーシスの主なものは，下痢と尿細管性アシドーシス（RTA）である．
- 覚え方は"USED CAR".

33

代謝性アシドーシスと AG

	normal	high AG acidosis	normal AG acidosis
Na^+	140	140	140
Cl^-	105	105	115 ⬆
HCO_3^-	25	15 ⬇	15 ⬇
AG	**10**	**20** ⬆	**10**

d. 代謝性アルカローシス

34

代謝性アルカローシス

$$H_2O + CO_2 \leftrightarrow H_2CO_3 \leftrightarrow H^+ + HCO_3^-$$

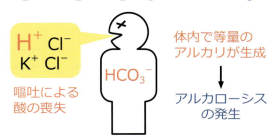

- 代謝性アルカローシスの発生の一例である．
- 嘔吐によって酸（H^-イオン）を喪失すると，等量のHCO_3^-が体内に生成されて，アルカローシスが発生する．

35

代謝性アルカローシス

- 原因
  - アルカローシスになった原因
  - アルカローシスが持続する原因
- 診断
- 臨床的に分けるとすれば
  - 生理食塩液反応性（尿中Cl^-低値）
  - 生理食塩液抵抗性（尿中Cl^-高値）

36

代謝性アルカローシスの原因

H⁺ および Cl⁻ の喪失	HCO₃⁻ の過剰負荷
1) 消化管からの喪失 　嘔吐,胃液の持続吸引 　慢性下痢,下剤常用 　制酸剤治療 2) 腎からの喪失 　a) 腎での Cl⁻ の再吸収低下 　　利尿薬 　　Bartter 症候群 　b) 腎での H⁺ 再吸収低下 　　遠位尿細管への非吸収性 　　　陰イオン負荷(大量の 　　　penicillin, carbenicillin) 　　高 Ca 血症 　　副甲状腺ホルモンの欠損 　c) 鉱質コルチコイド過剰と低 　　K 血症 　　原発性アルドステロン症 　　Cushing 症候群 　　薬物(甘草 licorice など)	1) アルカリ化薬の過剰 　重曹 　クエン酸(大量輸血),乳酸 2) 慢性高 P_{CO_2} 血症後
	細胞外液の減少 **(contraction alkalosis)**
	ループあるいはサイアザイド系利尿薬
	その他
	飢餓後の大量糖質摂取 ミルク - アルカリ症候群

- ある患者が代謝性アルカローシスであると判明したとき,考えるべき病態は 2 つ.
- アルカローシスになった原因と,それが持続している原因となるべき病態である.
- 一例をあげると,もし(健康な)あなたに重炭酸 Na 溶液を点滴したら,その時点であなたの体液は著明な代謝性アルカローシスになるはずである(アルカローシスの生成).しかし,明日には正常になっているはずである.なぜなら,投与された重炭酸 Na は速やかに排泄されてしまうからである.もしそのまま代謝性アルカローシスが持続していたとすると,HCO₃⁻ を排泄できない理由(たとえば hypovolemia など)があるはずである.すなわち,アルカローシスが持続する理由が存在するということである.

37

細胞外液減少によるアルカローシス（contraction alkalosis）

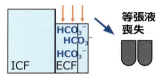

等張液の喪失によって細胞外液量が減少
↓
HCO_3^- 濃度が上昇する
（アルカローシス）

- 最も多い代謝性アルカローシスの例である．
- アルカローシスが発生する原因は図の通りだが，同時に細胞外液量が減少していることが，そのままアルカローシスが持続する原因でもある．

e. 血液ガスの読み方

38

血液ガスの読み方

1) pH
2) 一次変化は何か？
3) 二次変化（代償性変化）は？
4) anion gap を計算する
5) 補正 HCO_3^- を計算する
   （$\Delta AG/\Delta HCO_3^-$）
6) 臨床状況と照らし合わせる

- ある程度慣れてくると，この通りに解釈していないこともある．しかし，まず基本を身につけよう．

V. ケーススタディ

Case Studies

V. ケーススタディ
a. 水・電解質異常編

 ## 症例 1

1

症例 1　28 歳男性 大工　全身の痛み

- 暑い夏の炎天下に屋根の上で作業していたが，夕方から全身の痛みを自覚し，歩くと全身がつるようになった．痛みが強くなり救急外来を受診した．
- BP120/60，脈拍（P）90/min，体温（T）36.2℃
- 全身状態は比較的良好．胸部，腹部に異常なし．四肢・関節にも異常なし．
- BUN 32, Cr 1.3, Na 138, K 4.2, Cl 98, TP 7.2
  尿検査：出ないため行えず

知りたい追加情報は？　治療は？

2

等張性脱水（熱痙攣 heat cramp）

- 短期間の変化であれば，体重は，簡便で比較的正確に体液欠乏量を推定する良い方法である
- Na 濃度正常＝等張性脱水を意味する
- 例）体重が 4kg 減少
  →生理食塩液 4L の欠乏と考える

3

等張性脱水

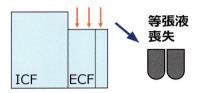

Posm (tonicity) は変化しない
Na 濃度は正常のまま

2
- 夏の炎天下に外で作業中に筋痙攣を起こして来院した病歴からは，明らかに脱水症を疑う．ただちに体重を測定すると，この患者では通常よりも 4kg 減少していた．
- 血清 Na 濃度が正常であることから，喪失した体液は等張液＝生理食塩液である．したがって生理食塩液を 4L 投与するのが目安である．
- 実際，この患者では生理食塩液をボーラスで投与開始したが，全開で 4 本 (2L) 以上輸液しても排尿がなかった．結局尿が出はじめたのは，7 本以上 (3.5L) 入ってからであった．
- 生理食塩液を立て続けにこれだけ投与するのは，普通なら少したらめうところだが，屈強なガテン系の元気な大工の兄ちゃんだから，心不全なんかになる訳がないと思って，入れたのである．

4

喪失体液量の推定

重症度	臨床所見	喪失体液量 (L)	(%)
軽症	なし	1.5〜2	3〜5
中等症	粘膜の乾燥	2〜4	5〜10
重症	上記に加え皮膚ツルゴール低下	4〜6	10〜15
最重症	上記に加え起立性低血圧,頻脈またはショック	＞6	＞15

- 喪失体液量の推定なんて,大雑把でまあこんなものである.そもそも高齢者が脱水で運ばれてきたときに,元の体重がわかっていることなんてほとんどない.
- 必要な情報は,ないのが普通である.そのうえで患者さんをみながら,「え〜と,見たところ50kgくらいかな〜」なんて見積もってやるわけである.したがってこの程度に大雑把でまったく問題ない.
- 要は,間違った方向に行かないようにすればよいのである(p.29参照).

症例 2

5

症例 2　78歳女性

- 陳旧性脳梗塞があり自宅で介護を受けている
- 3日前より発熱・下痢が持続，経口摂取できず

- BP 110/70mmHg, P 100/min, T 38.4℃, 呼吸数（RR）20/min
- 失見当識あり，発語あるも不明瞭，尿量低下，皮膚ツルゴール低下
- Na 125, K 4.0, Cl 87, 尿比重 1.020

この低Na血症の原因は？　治療は？

6

細胞外液欠乏（Naの欠乏）

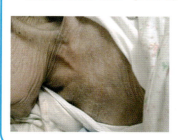

- 脱水症のうち生理食塩液と同じ成分の欠乏
- 皮膚のツルゴール skin turgor 低下

- 皮膚のツルゴール低下（皮膚緊張の低下）は，胸骨前面の皮膚あるいは眉間でみるとされる．手背などでは健常高齢者でも，低下しているようにみえることがある．

7

尿比重と尿浸透圧

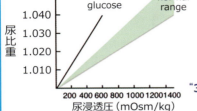

比重	浸透圧
1.000	0
1.010	350
1.020	700
1.030	1050

"350の倍数"と覚える

0.001 = 35〜40mOsm/L で換算することもできる
例) 1.015 =（35〜40）×15 = 525〜600mOsm/L

8

症例2 ― 低張性脱水による低Na血症

- 病歴
  発熱・下痢 → 脱水？
- 身体所見
  頻脈・皮膚ツルゴール低下
  → 細胞外液低下
  Na欠乏＞＞水欠乏
  （低張性脱水）
- 治療
  生理食塩液（等張液）投与によって相対的に過剰の水は排泄される

有効循環血漿量低下による ADH 分泌
↓
浸透圧を犠牲（低 Na 血症）にしても volume を保とうとしている状態

7
- 尿浸透圧が"至急"で測定できない施設もあるかもしれない．その場合に，すぐに結果がわかる尿比重（試験紙法でもできる）から，尿浸透圧に換算する方法である．
- この場合，尿中に比重を重くするような物質（尿糖，マンニトールや造影剤など）がないことが前提条件である（尿一般検査で尿糖が陰性であることと，カルテでマンニトールや造影剤を使用していないことを確認する）．この条件下で，比重 1.010，1.020，1.030 がそれぞれ 350mOsm/L の倍数と覚える．
- 左図（グラフ）の出典は参考図書 2）の Rose 本である．

8
- この症例は病歴から，明らかな Na・水の摂取不足と，発熱・下痢から細胞外液量の減少がある．身体所見でも，高齢者にしては血圧が低めで，頻脈があることに加えて，尿量低下，皮膚ツルゴールの低下がそれを示唆する．この状態で，低 Na 血症があるということは，細胞外液量が低下した状態で，相対的に水が貯留した状態であることを示す．
- 水貯留の原因は，細胞外液量低下（有効循環血漿の低下）によって，容量刺激による ADH が分泌され水の排泄障害（水利尿不全）が起こっているためである．
- 治療は，等張液（生理食塩液）の投与である．これにより容量刺激による ADH 分泌は抑制され，速やかに（相対的に）過剰な水が排泄されて Na 濃度は正常に戻る．

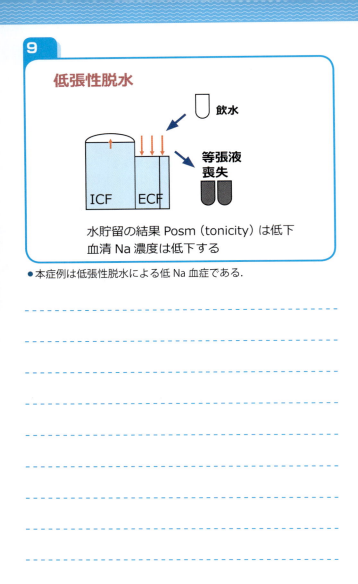

- 本症例は低張性脱水による低Na血症である．

症例 3

症例3　78歳男性　意識低下

- 心房細動，心不全で入院．ラシックスで治療中，意識レベル低下で診察依頼された
- 体重 47.0kg（入院時 51kg）
- BP 120/50，心拍数（HR）96/min，心房細動（Af），中心静脈圧（CVP）0.5mmH$_2$O
- skin turgor 低下，臥位で外頸静脈（EJV）が虚脱
- 呼吸音　清，心音　純，心雑音　なし
- Na 160, K 4.0, Cl 130, BUN 35, Cr 1.3
- 尿比重 1.020

どのような輸液を考えるか？

- 心不全で入院して，利尿薬で治療開始後に意識レベルの低下をきたした症例．
- 高Na血症である．

11

高Na血症は水の喪失である

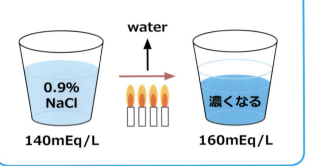

- 高Na血症の基本の病態は，この図を思い出す．

12

症例3 — 高張性脱水による高Na血症

- 病歴
  ラシックス → 脱水？
- 身体所見・検査
  頻脈・皮膚ツルゴール低下
  → 細胞外液低下
  水欠乏 >> Na欠乏
  （高Na血症・高張性脱水）
- 治療
  当初は生理食塩液（等張液）
  でもよいが水投与も必要
  （D5W）
  同時に行うなら1号液
  →さらに低張液に変更

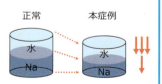

水欠乏により高Na血症
↓
等張成分の欠乏は
血清Na濃度の変化に表れない
診察で等張液欠乏も判断する

- 高張性脱水・高Na血症では，等張成分（≒生理食塩液）も喪失しているが，検査結果には表れないことに注意．

症例4

13

症例4 70歳 男性 呼吸困難

- 高血圧性心疾患による慢性心不全の既往
- 3日前より夜間発作性の呼吸困難があり，2時間前より急に呼吸困難が増悪したため救急要請
- BP 164/94, P 96/min, RR 24/min, T 36.8℃, SpO$_2$ 90%
- 両肺野で crackle, 心音では S3 を聴取
  両下腿に圧痕浮腫を認めた
- 検査所見
  serum：Na 140, K 4.0, Cl 108, HCO$_3$ 25
- BUN 24mg/dL, Cr 1.2mg/dL
- urine：尿比重 1.020, 尿中 Na 12mEq/L

● 要は細胞外液量過剰の心不全症例である．

14

頸静脈怒張

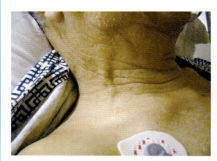

簡単に見えるのは外頸静脈

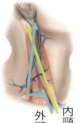

頸静脈の走行

内頸静脈
外頸静脈

- 内頸静脈は胸鎖乳突筋の下を走行している．
- 簡単に見えるのは外頸静脈である．

15

Q1：本症例の体液バランスは？

1. Na の過剰である
2. Na の欠乏である
3. Na と水の両方の過剰である
4. Na は欠乏だが，水は過剰である
5. 上記のいずれでもない

- ヒントは，身体所見で細胞外液量（体内の Na "量"）がどうか判断して，Na 濃度で水（free water）の状態がどうか判断することである．

16 心臓内科医の "5cm"

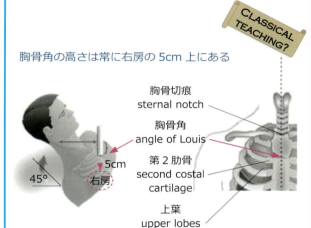

胸骨角の高さは常に右房の 5cm 上にある

CLASSICAL TEACHING?

胸骨切痕 sternal notch
胸骨角 angle of Louis
第2肋骨 second costal cartilage
上葉 upper lobes

(Arch Intern Med. 2006;166:2132-7)

胸骨角と頸静脈拍動の上端の垂直方向の距離に 5cm 加えたものがおおよその中心静脈圧

- 以前からよく言われている推定方法である．頸静脈拍動の上端と，胸骨角（Louis角）との距離を，たとえば目盛をつけた2本の舌圧子を使って測定する．
- この方法の欠点は，日本の外来の診察台などでは，患者を45°の角度にさせることが難しいことである．

17

座位で鎖骨上に頸静脈拍動が見えたら異常

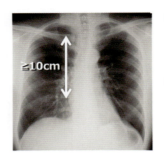

- 座位において頸静脈拍動が鎖骨上で確認できれば，中心静脈圧（CVP）は上昇している
- 大部分の人において，鎖骨は右房の10cm以上上方にある

● 胸部X線写真をみると，ほとんど大部分の成人で右房と鎖骨の距離は垂直方向に10cm以上ある．すなわち，鎖骨よりも上方で頸静脈の拍動の上端が確認できれば，それは中心静脈圧が間違いなく$10cmH_2O$を超えていることを示す．この方法のよいところは，非常に簡便で，外来診察室でも容易に観察することができることである．

18

症例4　70歳 男性　呼吸困難

- 高血圧性心疾患による慢性心不全の既往
- 3日前より夜間発作性の呼吸困難があり，2時間前より急に呼吸困難が増悪したため救急要請
- BP 164/94, P 96/min, RR 24/min, T 36.8℃, SpO_2 90%
- 両肺野で crackle，心音では S3 を聴取
  両下腿に圧痕浮腫を認めた

> 細胞外液（=Na）の過剰

- 検査所見
  serum : Na 140, K 4.0, Cl 108, HCO_3 25
- BUN 24mg/dL, Cr 1.2mg/dL
- urine : 尿比重 1.020, 尿中 Na 12mEq/L

> Na 濃度正常＝水過剰なし

19

- 救急外来で心不全と判断したあなたは，静脈路を確保して利尿薬（フロセミド）を 20mg IV 投与することにした．

Q2：初期の輸液の選択は？

1. 生理食塩液　40mL/時
2. 1号液（1/2 生理食塩液）40mL/時
3. 3号液　40mL/時
4. 5%ブドウ糖液　40mL/時
5. 5%ブドウ糖液　20mL/時

20

Q2：初期の輸液の選択は？ — answer

1. ~~生理食塩液　40mL/時~~
2. ~~1号液（1/2生理食塩液）40mL/時~~
3. △ 3号液　40mL/時
4. 5%ブドウ糖液　40mL/時
5. 5%ブドウ糖液　20mL/時

心不全＝等張液の過剰である．

少なくとも生理食塩液の成分を投与することは病態を悪化させる．

21

症例4　経過-1

- 利尿薬（フロセミド）投与により利尿が得られ，呼吸困難はやや改善した．**フロセミド20mg IVを12時間ごと**の指示とした．

- 36時間後，尿量が減少してきたため病棟の看護師から連絡あり．自覚症状は改善しているが，両側肺野にまだcrackleは聴取．下腿浮腫も残存．食事はまだほとんど摂取できず．

- BP 150/92, P 96/min, T 36.0℃, RR 20/min

- 検査所見
  serum：Na 145, K 4.0, Cl 108, HCO_3 25
  BUN 32mg/dL, Cr 1.9mg/dL

- urine：尿量　2L/日（前日）
  　　　　尿中Na　　50mEq/L
  　　　　尿中K　　 20mEq/L
  　　　　尿浸透圧　300mOsm/L

22

> ### 症例 4　経過 -2
>
> - 「救急外来に感冒の患者がきてます」とコールを受けたため，とりあえず乏尿に対してフロセミド 20mg IV 追加を指示，患者の尿量をモニターするように Nrs に頼んでおいて，救急外来にいくことにした．
> - 当初の輸液の指示がきれるので，追加の輸液指示を，救急外来に行く前に急いで出して欲しいと病棟 Nrs に言われた．

- さて，当初の輸液の指示がきれてしまう．先ほどのデータをみて，輸液の指示は変更すればよいだろうか．

20

- 生理食塩液，1 号液 (1/2 生理食塩液) には半量の生理食塩液，3 号液には約 1/3 の生理食塩液が含まれていると見なすと，これらを投与することは，等張液の過剰である心不全患者にはいずれも病態を悪化させる可能性がある．(もちろん維持輸液という考え方はあるが，心不全の急性期には一時無視してよいかもしれない．)
- したがって，今度は 5％ブドウ糖液をどれくらい入れるのか？という問題になる．

21

- 入院時の Na 濃度は 140mEq/L から 145mEq/L に上昇している．BUN, Cr ともにやや上昇．尿量は前日は 2L 出ているが，減ってきた．まだ心不全の症状は残っている．

23

Q3：フロセミドの投与が行われているが，この時点からの輸液は次のどれが適切か？

1. 生理食塩液　40mL/時
2. 1号液（1/2 生理食塩液）40mL/時
3. 5%ブドウ糖液　20mL/時
4. 5%ブドウ糖液　40mL/時

24

症例4　経過 -1

- 利尿薬（フロセミド）の投与により利尿が得られて，呼吸困難はやや改善した．
  フロセミド 20mg IV を 12 時間ごとの指示とした．

- 36 時間後，尿量が減少してきたとのことで病棟の看護師から連絡があった．自覚症状は改善しているが，両側肺野にまだ crackle は聴取．下腿浮腫も残存．
  経口摂取はまだほとんどできず．
- BP 150/92, P 96/min, T 36.0℃ , RR 20/min
- 検査所見　　　　　　　　　　　まだ細胞外液（=Na）の過剰
  serum：Na 145, K 4.0, Cl 108, HCO$_3$ 25
  BUN 32mg/dL, Cr 1.9 mg/dL

  urine：尿量　2L/日（前日）
  　　　尿中 Na　50mEq/L　　→ UNa+UK=70mEq/L
  　　　尿中 K　 20mEq/L　　　½ 生理食塩液と同じ
  　　　尿浸透圧 300mOsm/L　　成分

- ここで，身体所見上はまだ細胞外液の過剰が続いている．一方で検査所見は，やや腎前性の要素に傾いている．
- 排泄された 2L の尿の電解質をみると，尿中 Na + K は 70mEq/L であり，ほぼ 1/2 生理食塩液に一致する．すなわち，2L の尿のうち 1L は生理食塩液で，もう 1L が水であると見なすことができる．

25 心不全に対するフロセミド

Na（等張液）の過剰

治療の目標は等張成分を排泄させること

D5W 1L

フロセミド投与で 2L の尿

NS

結果として生理食塩液（等張液）を 1L 排泄させたことになる

- この患者の状態を模式的に示したものである．心不全は等張液（＝Na）が過剰な状態である．フロセミドの投与にて，1/2 生理食塩液 half-normal saline と同等成分の尿が 2L 得られたとすると，このうち 1L が生理食塩液成分で，1L は free water（＝D5W）である．
- 排泄させたい（過剰な）成分は，生理食塩液と同じ成分である．2L 排泄された尿は，1L が生理食塩液，1L は真水．
- このまま，もし患者がまったく経口摂取できなかったと仮定すると，真水 1L を喪失することになる（すなわち高 Na 血症をきたす）．
- ここで尿量の半量の水を投与すると，失われる 1L の水と相殺されて，実質は生理食塩液 1L 分だけを体内から排泄したことになる．

26

Q3：フロセミドの投与が行われているが，この時点からの輸液は次のどれが適切か？ ― answer

- ~~1.~~ 生理食塩液　40mL/時
- ~~2.~~ 1号液（1/2生理食塩液）40mL/時
- ③ 5%ブドウ糖液　40mL/時
- 4. 5%ブドウ糖液　20mL/時

生理食塩液の成分を投与することはまだ病態を悪化させる可能性がある．
経口の水分がとれていなければ free water は欠乏の可能性がある．

- したがって，尿量の半量の水を補充する意味では，5%ブドウ糖液 40mL/時（＝ 1L/日）がこれに相当することになる．

症例5

症例5 74歳 女性 全身浮腫

- 10年前より高血圧
- 1週間前より下肢浮腫が出現し,顔面にも浮腫が出現
- 約8kgの体重増加
- Na124, K 4.4, Cl 88, BUN 33, Cr 1.3, TP 5.1, Alb 1.8, Glu 112, T-Cho 473
- 尿検査 比重1.028, pH6.0
  prot(3+), glu(−), 尿蛋白 6.5g/日
  RBC 1〜4/hpf, WBC 1〜4/hpf, 脂肪円柱＋

浮腫の原因は何と考えられるか？

- 典型的な,微小変化型ネフローゼ症候群の経過である.比較的急性に大量の尿蛋白排泄によって低アルブミン血症となり,全身浮腫をきたす.
- 水の貯留も伴うため低Na血症を呈している.

28

浮腫（微小変化型ネフローゼ症候群）

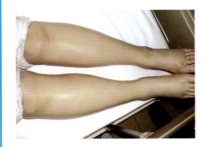

浮腫の鑑別 key question

体重の変化は？

localized vs systemic

29

浮腫の鑑別診断

- 全身性か？ 局所性か？
- pittingか？ non-pittingか？

- 全身性
  - 心・肝・腎・糖尿病・内分泌（甲状腺）
- 局所性
  - 感染症（蜂窩織炎）
  - 深部静脈血栓
  - リンパ浮腫
- 体重増加はあるか？

● 浮腫の患者をみたときに考えるべきポイントである．

30

圧痕浮腫 pitting edema

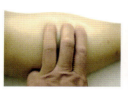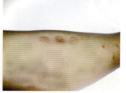

- 前脛骨部を 10 秒間圧迫
- 皮膚の陥凹を観察 "pit recovery time"

- 脛骨前面の皮膚を 10 秒間圧迫して，斜めからペンライトで光を当てて，影が消失するまでの時間を測る．これが圧痕回復時間 pit recovery time である．

31

圧痕浮腫 pitting edema

sacral edema　仙骨部の浮腫

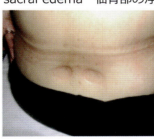

- 仙骨部を 10 秒間圧迫
- 皮膚の陥凹を観察

- 寝たきりの患者では，脛骨前面に浮腫をきたさないことがある．この場合には，仰臥位の状態で下方にある仙骨部で浮腫を確認する．あるいは，体幹の背部でみる．

32

圧痕回復時間 pit recovery time（PRT）

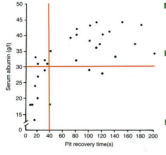

- 前脛骨を圧迫して斜めからライトを当てて影が消失するまでの時間を測定する
- 急性浮腫（3か月以内）
  - 血清 Alb 値と PRT は正相関
  - 低アルブミンによる浮腫では PRT は非常に短い（< 40 秒）
- 心不全，他の下肢静脈圧上昇による浮腫
  - PRT は通常 40 秒以上

（Jane MO：Sapira's Art & Science of Bedside Diagnosis. 4th ed. Lippincott Williams & Wilkins. p.483, 2010）

- pit recovery time（圧痕回復時間）により，浮腫の成因をおおよそ推測することができる．簡単に言ってしまえば，40 秒を境にして，短ければ低アルブミンによる急性浮腫，長ければ静脈うっ滞による浮腫である．実際の臨床で使ってみた印象は，そこそこ使える…といった感じ．

〔Jane MO：Sapira's Art & Science of Bedside Diagnosis. 4th ed. Lippincott Williams & Wilkins. p.483, 2010（サパイラ 身体診察のアートとサイエンス 原書第 4 版．医学書院，2013．著者も監訳者の一人で，絶賛発売中)〕

33

fast pit edema

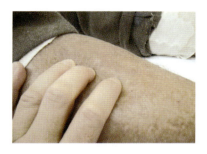

- これは静止画なので，何とも説明がもどかしいが，戻りが早い浮腫は見てる間に戻ってくる．これは実際の症例を自分で経験されたし．

症例6

症例6 46歳 男性 めまい・嘔気

- 統合失調症で通院中の46歳の男性が,めまい,嘔気・嘔吐のため救急搬送されてきた.
- 救急隊の話では,救急要請の電話で言葉がはっきりせず意識混濁の状態であったらしい.

- BP 110/70mmHg, pulse 90/min, temp 36.4℃, RR 20/min
- 意識:失見当識あり.発語あるも不明瞭.
- 貧血・黄疸・項部硬直なし.
- 胸部:呼吸音・心音は正常,過剰心音なし.
- 腹部:平坦,軟.肝脾触知せず.腸雑音低下.
- 四肢:末梢に浮腫なし.
- 神経学的:左上肢で finger-nose test やや稚拙.四肢筋力低下なし.腱反射左右差なし.病的反射なし.

● 統合失調症の男性が,意識障害で救急搬送されてきて,診察上は失見当識と軽い左側の運動失調を認めている.

35

検査所見

- WBC 8500/μL, Hb 10.0g/dL, Ht 27.5%, pl 38.6×10^4/μL
- Na 117, K 3.4, Cl 81, BUN 6mg/dL, Cr 0.4mg/dL
- ABG：pH 7.492, Pco_2 26.1, Po_2 103.4, HCO_3 19.5
- 尿検査：比重 1.001, pH 6.5, prot（−）, glucose（−）

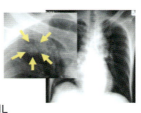

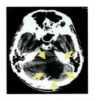

● 検査では著明な低Na血症があり，右上肺野に腫瘤病変．しかも左小脳半球にも腫瘍を疑う低吸収域がある．

36

problem list

＃1 統合失調症
＃2 意識障害
＃3 嘔気 & 嘔吐
＃4 低Na血症
＃5 貧血
＃6 胸部X線にて右肺野に腫瘤陰影？
＃7 頭部CTにて小脳に低吸収域（運動失調）

低Na血症の原因は何と考えられるか？

37

鑑別診断

- 低 Na 血症
    - 肺癌, 転移性脳腫瘍 → SIADH?
    - 統合失調症 → 心因性多飲症?
- さらに必要な検査は?
    - 血清浸透圧 → 計算 244mOsm/L
    - 尿比重 → 1.001
    - 尿電解質 → Na 7mEq/L
      K 2.9mEq/L
    - 尿浸透圧 → 緊急ではできない

38

臨床経過

DATE	day1						day2	day3
TIME	0000	0230	0340	0700	1000	1600	0000	0600
Na mEq/L	117			126			140	141
K mEq/L	3.4			3.3			3.3	3.2
Cl mEq/L	81			88			100	101
BUN mg/dL	6			5				
Cr mg/dL	0.4			0.5				
CPK IU/L	151			334				
Posm mOsm/kg								
Uosm mOsm/kg	50							
U-Na mEq/L	7	16	10					
U-K mEq/L	2.9	17	5					
U-Cr mEq/L								
U-SG	1.001			1.001	1.000	1.004		
IN mL						2150		
OUT mL						5500		

"最大希釈尿" が排泄されている

37
- 低Na血症の鑑別診断では，抗利尿ホルモン不適合分泌症候群（SIADH）と心因性多飲症が疑われる．尿比重，尿電解質（Na + K）からは著明な低張尿である．

38
- 入院当初から著明な低張尿を呈しており，低張尿の排泄とともに血清Na濃度は回復している．
- 最大希釈尿が排泄されていることから，SIADHは否定的であり，水利尿が起こっていることがわかる．すなわち急性の水中毒と考えられる．
- この患者はNa濃度とともに意識も回復したが，大量飲水については頑なに否定していた．しかし後日，「○○さん！」と呼びかけながら部屋に入ると，まさにコップの水をゴクゴク飲もうとする瞬間に出くわした．ここではじめて，大量飲水したことを認めたのであった．とても印象深い患者である．

Ⅴ ケーススタディ

39

診断手順

- Step 1：低張性低Na血症
  - 血糖，脂質正常
- Step 2：身体所見で体液量はほぼ正常
  - 体液量正常の低張性低Na血症
    euvolemic hypotonic hyponatremia
- 心因性多飲 vs SIADH
  - 尿浸透圧 → very low "最大希釈尿"
  - 大量の低張尿の排泄にて速やかに改善

40

> ### 入院後経過
> - 生理食塩液 80mL/時 IV のみで経過観察したところ,翌朝までに約 6L の低張尿が排泄され,血清 Na 濃度も正常化した.
> - 入院後の検査で肺癌の脳・肝転移と診断. 脳転移に対して放射線治療を行った後は緩和療法のみとなった.
> - 患者に何度も確認したところ,当初は否定していたが,その後「入院当日は朝から大量の水を飲み続けていた」ことを認めた.
> - 飲水の制限で低 Na 血症の再発はなかった.
>
> ### 診断:心因性多飲症

- 統合失調症などの精神科疾患の患者に多い心因性多飲症の症例では,本症例のように水を大量に飲んでいることを認めないことが多い.このため,経過により大量の低張尿が排泄されることから判断せざるをえない.
- 飲水しているかどうかを疑うのに,体重の日内変動をみればよいという報告もある.

41

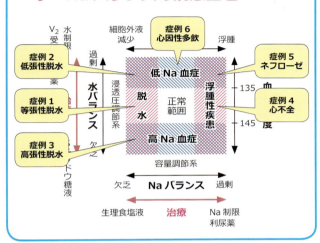

- これまであげた症例を，マトリックスに示すとこのようになる．

b. 水・電解質異常編
—まとめと解説

42

> **水と Na 代謝における誤解**
> - 低 Na 血症 ≠ 体内の Na 低下？
> - 高 Na 血症 ≠ 体内の Na 増加？
>
> **Na 濃度は体内の Na 量を必ずしも反映しない**

- おそらく低 Na 血症がほかの電解質異常よりも難しいと感じられる一番の理由はここにある．
- 低 Na 血症における最も大きな誤解は，"低 Na 血症＝ Na が足りない"，"高 Na 血症は Na の過剰である"と考えてしまうことである．
- 低 Na 血症は "Na の濃度が低い" のであって，"体内の Na が減少している" とは限らない．Na 濃度は体内の Na の量を反映しない．ここが最重要ポイント．

43

> **水・Na 代謝異常の原則**
>
> | | 過 剰 | 欠 乏 |
> |-------|---------|------------|
> | Na 異常 | 浮腫 | 細胞外液欠乏 |
> | 水異常 | 低 Na 血症 | 高 Na 血症 |
>
> **2 つの座標軸で理解する！**

- ちょうどグラム染色で，グラム陽性・陰性，球菌・桿菌と考えるようなものである．

44

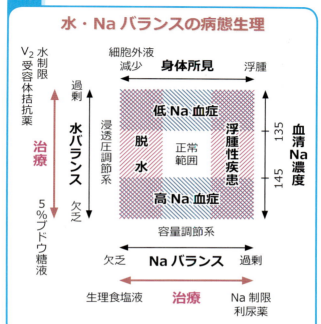

- Naバランスと水バランスという2つの軸で考えることをまとめた図．これをはじめて思いついたのは，いまから20年近く前になるが，そのときは「何て素晴らしい図だ！俺って天才！」と自分で思ったものである．
- それぞれを評価するためのパラメータは，身体所見と血清Na濃度である．
- これら2つの軸が正常からどれだけ逸脱しているかを考えると，9つのマトリックスに分けて考えることができる．
- ある患者を目の前にしたときに，その患者がこのマトリックスのどの部分にあたるのかを考えるとよい．そうすると，おのずと治療も決まってくる．
- 実は，この図で説明できない病態がある．それは偽性低Na血症である．

45

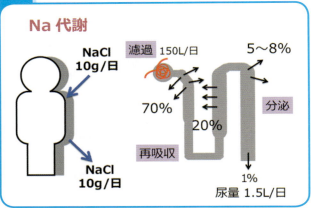

Na代謝

- 平均的日本人の食塩摂取量を10g/日とすると，同じ量のNaが排泄されている．
- 濾過されたNaは，近位尿細管，Henle係蹄，遠位尿細管で再吸収されて，尿として排泄されるのが約1%弱である．すなわちGFR 150L/日の1%弱の1.5Lが1日尿量となる．
- これがまさにFE_{Na}（Na部分排泄率）の意味でもある（p.56〜57も参照）．

46

Na代謝：volume regulation

食塩負荷：ポテチを沢山食べたとき…

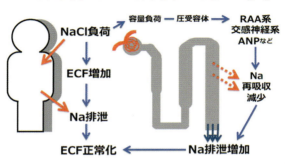

- volume regulation（容量調節系）は，たとえば食塩負荷をしたときを考えてみよう．ポテチを1袋全部食べてしまった場合を考える．食塩の負荷により細胞外液（ECF）は一時的に増えることがあってもNaは速やかに排泄されて，ポテチを食べてむくむ人はまずいない．腎臓では，容量負荷は圧受容体で関知されて，それがレニン-アンジオテンシン-アルドステロン（RAA）系，交感神経系，心房性ナトリウム利尿ポリペプチド（ANP）などを介して遠位尿細管からのNa再吸収が抑制されてNaが排泄される．これが正常の反応であるが，心不全や肝硬変のような浮腫をきたす病態では，有効循環血漿量の低下により，RAA系などを介してNa再吸収が亢進する．結果としてNa貯留が持続して浮腫を引き起こすことになる．

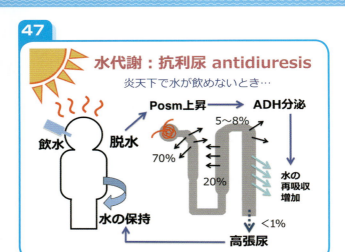

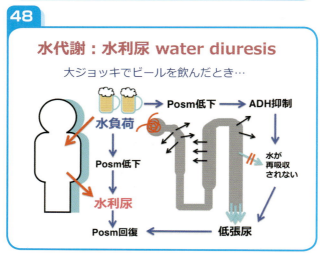

- 大ジョッキでビールを大量に飲んだとき，すなわち水負荷をしたときには，このようになる．血清浸透圧が低下することにより，ADHが抑制されて水の再吸収が抑制される．その結果，低張尿が排泄されて（水利尿），血清浸透圧は元に戻る．

47

●逆に，炎天下で水がまったく飲めないときを考えてみる．
脱水のため血清浸透圧は上昇して，ADH（抗利尿ホルモン）が分泌される．その結果遠位尿細管，集合管から水の再吸収が亢進して，尿が高張となってそれ以上の水を喪失しないように働く．同時に，血清浸透圧上昇によって口渇が起こり，飲水行動によって浸透圧も回復させるように働く．

49

容量調節系と浸透圧調節系
volume regulation vs osmoregulation

	容量調節系	浸透圧調節系
何が感知されるか sensors	有効循環血漿量 頸動脈洞 afferent arteriole 心房	血清浸透圧 視床下部 浸透圧受容体
effectors	交感神経系 renin-angiotensin-aldosterone 系 ANP 腎臓内血行状態 ADH	ADH 口渇
何が影響を受けるか（臨床パラメータ）	尿中 Na 排泄（U-Na）	尿浸透圧（Uosm） 口渇を介した水摂取

（Rose BD & Post TW, 2001 より改変）

- ●尿所見で自分は何をみているのかを意識することが大切．
  - 尿 Na＝容量調節系の指標…volume の状態をみている．
  - 尿浸透圧＝浸透圧調節系の指標…浸透圧の状態（＝血清 Na の変化）
- ●これは正確には尿浸透圧というよりも，尿の tonicity である〔尿（Na＋K）〕．

50

ADH による水の再吸収

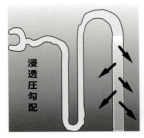

"ADH は水を再吸収する ダムのゲートを開く"

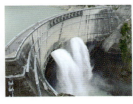

- これは 20 数年前に，著者が米国アリゾナ州フェニックスに短期留学して nephrology を学びはじめた頃に指導医に教わった譬えである．非常にわかりやすいので今も使っている．
- Dr. Mangalat という指導医は，インド出身で非常にわかりにくい英語を話す方だったが，teacher として素晴らしい先生で，今も自分にとってのロールモデルの一人である．

51

ADH 分泌刺激

Posm280（Na135mEq/L）以下では浸透圧刺激による ADH はゼロ

Posm290（Na140mEq/L）以上では口渇刺激により飲水

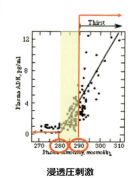
浸透圧刺激

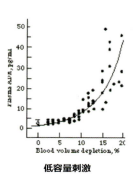
低容量刺激

(Rose BD : Clinical physiology of acid-base and electrolyte disorders. 5th ed. McGrawltill, 2000)

- ADHの分泌刺激は，この2つがある（とっても重要なポイント！）．
- 通常は，血清浸透圧が 280mOsm/L を超えると直線的に ADH 分泌は増加する．290mOsm/L 以上で口渇を自覚する．
- もう一つの分泌刺激は，低容量刺激であるが，ここで注目してもらいたいのは，縦軸のスケールである．浸透圧刺激よりも圧倒的に分泌刺激としては強いことがわかる．
- 前半に，「Na の出し入れ（容量調節系）と水の出し入れ（浸透圧調節系）は，"ほぼ"独立していると理解する」と説明してあるが，"ほぼ"と但し書きをした意味がここにある．
- つまり，容量調節と浸透圧調節が完全には独立していないということが，この図からわかる．しかし，まず全体を理解にするためには，"ほぼ"独立していると説明したのである．

52

低 Na 血症：水利尿不全（水貯留）

低張液輸液による低Na血症

低張液輸液 → Posm低下 → ADH抑制

"inappropriate" 非浸透圧刺激によるADH分泌

水負荷

Posm低下

水利尿 ✕

水の再吸収が持続

低Na血症持続 ← 水貯留 ← 水利尿不全

53

浸透圧刺激以外の ADH 分泌刺激

これらのいずれかが存在すると低 Na 血症の原因となりうる

- 循環血漿量低下
- 低血圧
- 痛み刺激
- 情動的ストレス
- 嘔気
- 低酸素血症

これらがなければ "SIADH"

- 薬物
  - 向精神薬
    三環系抗うつ薬, ハロペリドール, カルバマゼピン, SSRI
  - 抗腫瘍薬
    シクロホスファミド, ビンクリスチン, ビンブラスチンなど
  - 経口糖尿病薬
    クロルプロパミド, トルブタミド
  - その他
    ニコチン, ブロモクリプチン

54

正常の水利尿

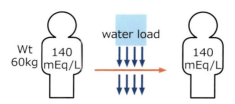

free water が急速に負荷されても水利尿により血清 Na 濃度は変化しない.
Posm が低下 → ADH が抑制され低張尿が排泄.

52
- 正常の水利尿が行えない病態の説明である.
- 低容量刺激による ADH 分泌が起こることによって,水の再吸収が持続して水利尿不全が起こる.このため低 Na 血症が持続する.
- 低 Na 血症の原因のかなりの部分をこの病態が占める.

53
- 浸透圧刺激以外の ADH 分泌刺激である.これらがないことが確認できて,はじめて SIADH と診断できる.

54
- 正常の水利尿の例.
- 大昔,大学生の頃のことである.当時ヨット部だったが,艇の購入費用の足しにするため,先輩の医局の研究の健常ボランティアとして水負荷試験の被験者になったことがある.前採血の後に,15 分以内に 2L の水を飲めと言われて,でっかいヤカンをどんと置かれて,同級生たちとヒイヒイ言いながら水を飲んだことを思い出す.ビールだと簡単に飲めるのに,真水はそう簡単に飲めるものではない.

55

水利尿不全：低Na血症

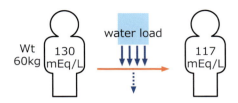

$60 \times 0.6 \times 130 = (60+water) \times 0.6 \times 117$
free water excess = 6.6L
急速に6〜7Lの水が体内に貯留すると起こりうる.

56

心因性多飲症 primary polydipsia

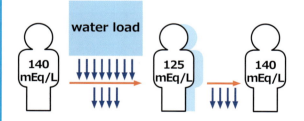

free waterが腎臓の排泄能力を超えて急速に負荷されれば，水の貯留により血清Na濃度は低下する．ADHは抑制され低張尿（最大希釈尿）が排泄される．

55
- 体重 60kg の患者が，もし血清 Na 濃度が 130mEq/L から 117mEq/L まで低下するとして，どれだけの水が体内に貯留したら起こりうるかを計算したもの．
- 通常，水クリアランスはおおよそ 1L/時（あるいは 20L/日）あるとされているので，1 時間以内に 6〜7L の水を飲めば，図のようなことが起こりうることが理解できる．

56
- 心因性多飲症で，腎臓の水排泄能力を遙かに超えた量を急速に飲めば，急性低 Na 血症が起こりうる．
- 一時的に低 Na 血症が起こったとしても，腎機能が正常で ADH が分泌されるような病態（たとえば低容量など）がなければ，ADH が shut down された結果，速やかに負荷された水が低張尿として排泄されて，血清 Na 濃度は正常に回復する．

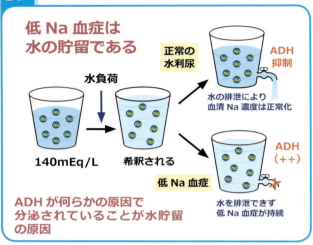

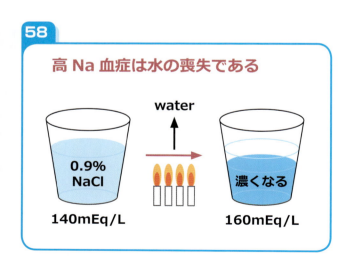

57
- 水負荷が起こっても，正常では水を排泄させる蛇口がすぐに開いて，水は速やかに排泄される．このときに，蛇口を開ける（あるいはダムのゲートを開く）ための条件が，ADHの抑制である．
- ADHが何らかの原因で分泌されていると，水を排泄するための蛇口を開けることができないため，水が貯留して低Na血症となる．

58
- 低Na血症に対して高Na血症は，比較的単純である．40L入りのドラム缶（細胞外液）の中に0.9%の食塩液が入っていて，そこから水を蒸発させて濃度が濃くなったイメージをもつとよい．
- 例外的に，ドラム缶の中に食塩を大量に入れる場合があるが，これは医原性に高張食塩水を投与するといった特殊な場合である．

59

低Na血症　Na＜130mEq/L
"水の過剰であり，Naの欠乏とは限らない"

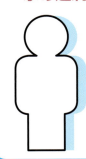

- 低Na血症はfree waterの過剰である．
- 血清Na濃度は体液量の状態を反映しない．
- 低Na血症の改善のためにはNaを含まない尿（低張尿）を出すことが必要である．

60

浮腫 edema
"Na の過剰であって，水の過剰ではない"

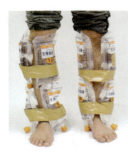

- 臨床上明らかな浮腫は4〜5L の ECF 過剰
- ＝生理食塩液（isotonic fluid）の過剰
- D5W を輸液して末梢の浮腫が出現することはない．15L の輸液が必要．
- 浮腫を改善するためには Na が多く含まれた尿を出すことが必要である．

●浮腫の患者をみたら，この写真を思い出していただきたい．

61

細胞外液欠乏（Na の欠乏）

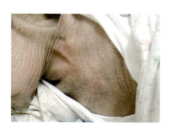

- 脱水症のうち生理食塩液と同じ成分の欠乏
- 皮膚のツルゴール skin turgor 低下

62

低 Na 血症の診断

2 step

1) 血清浸透圧
- 低浸透圧（低張性）
- 高浸透圧（高張性）
- 正常浸透圧（等張性）

2) 細胞外液量の評価
- hypovolemic
- hypervolemic
- euvolemic

63

偽性低 Na 血症

A) 通常の血清

7% 固体

93% 水

Na は水の中に 154mEq/L
全体としての濃度は
　154 × 0.93 = 143mEq/L

B) 固体分の増加時

20% 固体

80% 水

Na は水の中に 154mEq/L
全体としての濃度は
　154 × 0.8 = 123mEq/L

- 血清中の固体成分：蛋白，脂質
- 検査では Na 濃度は血清全体量として測定
- 固体成分増加時には測定上，低 Na 血症になる
    - 多発性骨髄腫，マクログロブリン血症，高脂血症
- 血漿浸透圧は正常

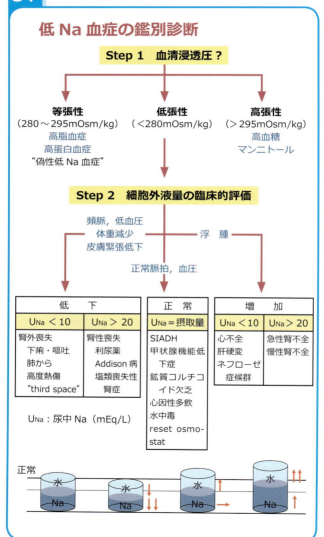

65 低Na血症

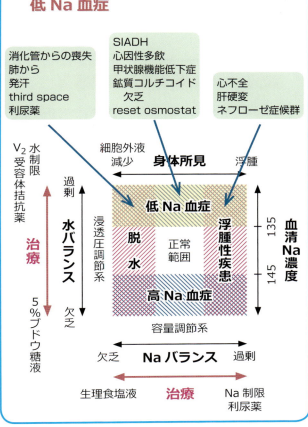

C. 酸塩基平衡異常編

66

症例1　83歳 女性　意識障害

- 生来健康で畑仕事をするほど元気．
- 台所で倒れているところを発見された．四肢は冷たくなっていた．
- ER 到着時，血圧 80mmHg（触診），脈拍 96/分，体温 34.3℃
- 全身状態は sick，四肢末梢はチアノーゼがみられ冷たい．下肢には網状皮斑 livedo reticularis あり．
- 右季肋部を圧迫すると顔をしかめる．

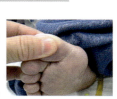

pH	7.32	Na	134
PCO_2	12	K	4.5
PO_2	69	Cl	96
HCO_3^-	6.0		

- 代謝性アシドーシスで，臨床的によく遭遇する例である．

67

- 重症の敗血症が，血液ガスをとっただけで疑える．
- アニオンギャップ（AG）増加型代謝性アシドーシス＋呼吸性アルカローシスの組み合わせをみたら，鑑別診断は2つ．敗血症とアスピリン中毒である．
- まず代謝性アシドーシスに強くなろう．病棟で遭遇する酸塩基平衡異常で最も多いのが代謝性アシドーシスである．したがって，これに強くなれば，大袈裟かもしれないが，病棟や救急外来で遭遇する酸塩基平衡異常の7割程度は，自信をもって戦えるようになる．

67

症例1　Analysis

- pH 7.32　→アシデミア
- HCO_3^- 6　→低下：代謝性アシドーシス
- 予測 PCO_2 = 1.5×6+8 = 17.0 ＞実測 PCO_2 12.0
  予測以上の過換気：呼吸性アルカローシス
- アニオンギャップ（AG）= 134−(6+96) = 32 (ΔAG 20)
  増加！：AG 増加代謝性アシドーシス
- 補正 HCO_3^- = 実測 HCO_3^- + ΔAG = 6+20 = 26
  ほぼ正常：ほかの代謝性要素の合併なし

- AG 増加代謝性アシドーシス + 呼吸性アルカローシス
- 臨床状況
  - 敗血症性ショック
  - 急性胆嚢炎でグラム陰性桿菌が血液培養から陽性

68

正常時

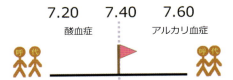

誰も綱引きに参加していない
"綱は地面に置いてある"

（病的プロセスがない状態）

69

代謝性アシドーシス

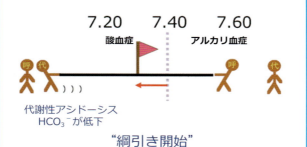

"綱引き開始"

70

代謝性アシドーシス

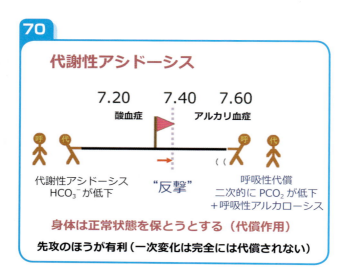

身体は正常状態を保とうとする（代償作用）

先攻のほうが有利（一次変化は完全には代償されない）

71

症例2 78歳 男性 意識障害

- 陳旧性脳梗塞で寝たきり,施設に入所中.
- 1か月前に胸部X線写真(CXR)にて胸水貯留を認め,往診医から利尿薬(フロセミド40mg,アルダクトン25mg.のちにフロセミドは80mgに増量)が処方されていた.
- 施設にて,意識レベルが低下してきたため救急搬送.

pH	7.54	Na	146	U-pH	5.0
P_{CO_2}	82	K	1.3	U-Na	29
P_{O_2}	53	Cl	75	U-K	28
HCO_3^-	69			U-Cl	34

- これも,高齢者が非常に多くなってきた近年,よくみられるパターン.

72

症例2　Analysis

- pH 7.54　　　→　アルカレミア
- HCO_3^- 69　　→　著明増加：代謝性アルカローシス

- $\Delta P_{CO_2} = 0.7 \times \Delta HCO_3^- = 0.7 \times (69 - 24) = 31.5$
  予測 $P_{CO_2} = 40 + \Delta P_{CO_2} = 71.5 <$ 実測 P_{CO_2} 82
  呼吸性アシドーシスの合併？

- アニオンギャップ $= 146 - (69 + 75) = 2$
  代謝性アシドーシスなし　補正 $HCO_3^- ≒$ 実測 HCO_3^-

- 代謝性アルカローシス（＋呼吸性アシドーシス？）
- 臨床状況
  - 著明な脱水症＋低カリウム血症
  - 陳旧性脳梗塞による摂取不足＋利尿薬
  - 胸水貯留による換気障害

- ここでの予測 P_{CO_2} については，成書をみること．著者も予測式は覚えていません．
- HCO_3^- 69 なので残念ながら予測 P_{CO_2} には magic number 15 が適応できない（p.168 ❻❼参照）．

73

細胞外液減少によるアルカローシス（contraction alkalosis）

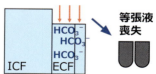

等張液の喪失によって細胞外液量が減少
↓
HCO_3^- 濃度が上昇する
（アルカローシス）

74

代謝性アルカローシス

<病　態>

1) H^+ の喪失, HCO_3^- の負荷

2) HCO_3^- の排泄障害
   - volume depletion
   - 低 K 血症
   - 低 Cl 血症
   - hyperaldosteronism

典型例：嘔吐, 利尿薬

<治　療>

腎臓が HCO_3^- を排泄できない病態を改善させること

volume depletion, カリウム欠乏, クロール欠乏の是正が基本

治療経過で, 障害されていた HCO_3^- 排泄が起こると, 尿 pH は 6.0 以上になる

症例2 臨床経過

day	1	2	3	4	5	6	7	8	10	13	19
IV fluid	NS	→	NS/D5W	→							
Ksupp											
pH	7.54		7.59	7.56	7.52	7.52	7.54		7.47		7.44
Pco₂	82		59	60	55	48	40		35		33
BUN	23	21	12	9			9	10	15	23	29
Cr	1.6	1.2	0.7	0.7			0.7	0.7	0.8	0.8	0.7
Na	146	152	153	150	149	149	149	146	136	126	132
K	1.3	2.2	2.1	2.1	3.0	3.3	3.7	4.8	5.7	5.6	5.1
Cl	75	79	88	91	100	109	108	111	102	92	99
HCO₃⁻	69		55	53	44	38	34		25		22
U-pH	5.0		8.5	8.5	9.0			8.5	8.5	7.5	6.0
U-Na	29		99	125			184	195	173	133	
U-K	28		25.8	19.8			5	7.1	21.7	22.1	
U-Cl	34			43			58	93	107	82	
UAG	23			101.8			131	109.1	87.7	73.1	
IN			2440	275	2690	2150	1050	1200			
OUT			1100	1590	1540	1640	1020	2500			

- 治療としては，長期のフロセミド投与による著明な脱水と低K血症に対して等張液（生理食塩液）とK補充を行う．
- これによって血清 HCO_3^- とKは正常化．
- 低容量が是正されると，排泄できなかった HCO_3^- が急速に排泄される．
- day 3以降に尿pHが上昇しているが，UAG（尿アニオンギャップ）がプラスになっていることから，アンモニウム排泄は起こっておらず（？），尿pH上昇は HCO_3^- 排泄によるのではないかと推測される．
- 尿中の HCO_3^- もアンモニウムも，どちらも直接測定していないので，あくまでも推測でしかないが……．

76

症例3 Medical Mystery

pH	7.45	Na	145
Pco_2	40	K	4.0
Po_2	100	Cl	100
HCO_3^-	25		

- ある患者が救急外来に搬送された
- 病歴の詳細は不明
- 一見して「非常に重症」である
- 至急検査の結果の一部（上記）が判明した

この患者では何が起こっているでしょうか？

- かつて米国腎臓学会の教育責任者であった Robert G. Narins 先生が紹介されていた症例である．
- Narins 先生は，著者のアイドルの一人．いわば"笑いのとれる nephrologist"で，レクチャーがメチャクチャ面白かった．大きな学会の会場全体が爆笑になるような講義は初めて聞いた．この先生のようなレクチャーをするのが夢である．

77

症例3 "嘔吐している尿毒症患者"

	normal	case
Na^+	140	145
Cl^-	105	100
HCO_3^-	25	25
AG	10	20
ΔAG	0	10
補正 HCO_3^-	25	35

BUN 150
Cr　15

AG増加
代謝性アシドーシス

代謝性アルカローシス

78

症例3　Analysis

- pH　7.45　→　正常
- HCO_3^-　25　→　正常
- 予測 Pco_2 = 1.5 × 25 + 8 = 45
  = 実測 Pco_2 45 → 呼吸性の要素なし
- アニオンギャップ = 145 − (25 + 100) = 25
  増加！　AG増加代謝性アシドーシス
- 補正 HCO_3^- = 実測 HCO_3^- + ΔAG = 25 + 10 = 35
  増加！　代謝性アルカローシス
- 臨床状況
  - 生化学データが判明：BUN 150, Cr 15
  - 病院に到着した家族の話によると「慢性腎不全で病院にかかっており透析導入を勧められていたが患者は拒否していた．2日前から嘔吐を繰り返していた」
  - 腎不全：AGが増加する代謝性アシドーシス
  - 嘔吐　：代謝性アルカローシス

- 腎不全と嘔吐という2つの病態が，まったく正反対のベクトルで釣り合った状態である．

79

混合性酸塩基平衡異常

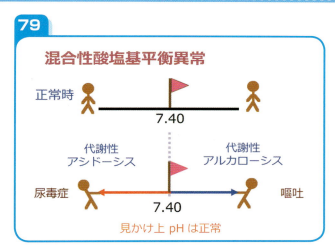

(説明は次ページ)

80

尿毒症と嘔吐

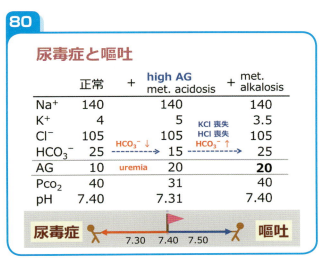

(説明は次ページ)

81

さらに，こんな例も…

	正常	+ non gap met. acidosis	+ met. alkalosis
Na^+	140	140	140
K^+	4	5	**3.0**
Cl^-	105	115	105
HCO_3^-	25	15	25
AG	10	10	10
Pco_2	40	31	40
pH	7.40	7.31	7.40

HCO_3^- ↓　KCl 喪失／HCl 喪失　HCO_3^- ↑

下痢 ←―― 7.30　7.40　7.50 ――→ 嘔吐

- さらにこれが，尿毒症ではなく下痢と嘔吐ならどのようになるかを示した例．
- 著者は実際にこのような症例に遭遇したことはないが，最終的な検査値をご覧いただきたい．わずかに血清K値が低いのみで，それ以外は一見すべて正常になる．
- このような場合には，手がかりは病歴と診察上の脱水症（体液喪失）の身体所見のみである．

79

- 綱引きの例で考えると，正常では綱引きの綱は地面に置かれているのに対して，本例では一見，綱の真ん中の旗は正常（pH 7.40）の位置にあっても，両者の力が釣り合って見かけ上 pH が正常に見えている状態である．

80

- これを時間的な経緯で説明するとこうなる．
- まず尿毒症によってアシドーシスになった状態で，嘔吐が起きてそれぞれの値がどうなるかを示したもの．

82

Tips & Pearls

- 早い時期にアニオンギャップ（AG）を計算してみる

- AG が増加していれば，pH の値にかかわらず代謝性アシドーシスがある

  →そこからアプローチするほうが簡単なことが多い

- 手順を踏んで血液ガスデータを読むだけでは，解析しにくいときのコツである．

症例4　36歳 男性

- アルコール依存症，糖尿病，うつ病
- 2日前まで飲酒，来院前日に大量飲水と嘔吐
- 当日，意識障害を発見され救急搬送
- 身体所見：BP 108/52, P 140/min, T 37.8℃, RR 32/min, Spo$_2$ 98%（room air）
  意識：痛み刺激に反応なし，瞳孔左右 6mm

pH	7.493	Na	109mEq/L	BUN	43mg/dL
Pco$_2$	25.9	K	3.1mEq/L	Cr	1.48mg/dL
Po$_2$	110	Cl	52mEq/L		
HCO$_3^-$	19.5	Glu	652mg/dL		

U/A SG 1.021, pH 5.5, prot（±）, glu（3+）, ketone（2+）
U-Na 6, U-K 22.3, U-Cl 3（mEq/L）, U-Cr 47.6（mg/dL）
Posm　291mOsm/L

- 非常に複雑な症例であるが，手順を踏んで解析すれば理解できる例である．
- アル中患者は ER ではあまり診たくない患者ではあるが，電解質的には興味深い症例が多い．

症例4 Analysis-1

- pH 7.493 → アルカレミア
- P_{CO_2} **25.9**（↓）→ **呼吸性アルカローシス**
- **アニオンギャップ** = 109 －（52＋19.5）＝ **37.5** 著増!!
  → **AG増加代謝性アシドーシス**
- **予測 P_{CO_2}** ＝ HCO_3^- ＋ 15 ＝ 19.5 ＋ 15
  ＝ 34.5 ＞ 実測 P_{CO_2} 25.9
  → **呼吸性アルカローシス**の合併

■ **補正 HCO_3^-** ＝ 実測 HCO_3^- ＋ Δ AG ＝ 19.5＋25.5＝ **45** 著増！	■ **Δ AG** ＝25.5 ■ **Δ HCO_3^-** ＝24 － 19.5 ＝ 4.5 ■ **Δ AG ＞＞ Δ HCO_3^-**

代謝性アルカローシスの合併

- **AG増加代謝性アシドーシス＋呼吸性アルカローシス＋代謝性アルカローシス**
- 臨床状況
  - AGアシドーシス＝糖尿病性ケトアシドーシス
  - 代謝性アシドーシス＋呼吸性アルカローシス＝敗血症の合併？
  - 代謝性アルカローシス＝嘔吐

● 3つの病態が重なった，いわゆる triplet である．

85

Delta/Delta Concept ($\Delta AG/\Delta HCO_3^-$)

- **単純性代謝性アシドーシスでは**
  - ΔAG（AGの増加）≒ΔHCO_3^-（HCO_3^-の減少）
  - $\Delta AG / \Delta HCO_3^- = 1 \sim 2$

- **$\Delta AG > \Delta HCO_3^-$ のとき**
  - ΔAG（AGの増加）>>ΔHCO_3^-（HCO_3^-の減少）
    AGの増加の割にHCO_3^-が低下していない
    → HCO_3^-が増加するprocessつまり
    アルカローシスの合併がある
  - 代謝性アシドーシス＋代謝性アルカローシスの合併

- **$\Delta AG < \Delta HCO_3^-$ のとき**
  - ΔAG（AGの増加）<ΔHCO_3^-（HCO_3^-の減少）
    HCO_3^-の低下の割にAGが増えていない
    → AGが増えないアシドーシスの合併がある
  - AGアシドーシスとnon-gapアシドーシスの合併

- 補正HCO_3^-と同じことをやっているのだが，別の方法を示す．
- どちらを使ってもよい．

86

Delta/Delta Concept ($\Delta AG/\Delta HCO_3^-$)

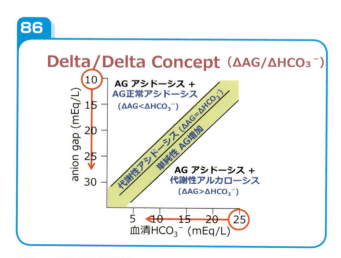

87

混合性酸塩基平衡異常（triplet）

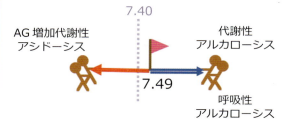

"3つの病態の綱引きの結果，旗の位置（pH）は7.49で釣り合いがとれている"

88

症例4　Analysis-2

- **血糖が正常値から100mg/dL増加するごとにNa値は1.6mEq/L低下する**

glucose 642mg/dL

→Δ glucose 500mg/dL：
Na濃度 1.6×5＝8mEq/L 低下

補正Na濃度　109＋8＝117mEq/L

本症例では，低張性低Na血症に加えて高血糖による上記のNa低下が加わっている

症例4　Analysis-3

尿電解質

U-Na	6mEq/L	Na	109
U-K	22.3mEq/L	K	3.1
U-Cl	3mEq/L	Cl	52
U-Cr	47.6mg/dL	Cr	1.48

- 尿中Na低値，FE_{Na} 0.17%
  hypovolemia（Na欠乏を反映）
- 尿中K > 20mEq/L
  尿中へのK喪失（アルカローシスのため？）
- 尿中Cl < 20mEq/L
  生理食塩液反応性代謝性アルカローシスである

初期治療は生理食塩液＋K補充

症例4　Analysis-4

osmolar gap　浸透圧ギャップ

実測 Posm　291mOsm/L
計算 Posm = 2×109＋652/18＋43/2.8
　　　　　 = 269.6mOsm/L

- osmolar gap = 291 − 269.6 = 21.4mOsm/L

- osmolar gap > 10mOsm/L のとき
  Na, glucose, urea以外の物質が存在することを示唆する

91

浸透圧 (osmolality) と張度 (tonicity)

$$\text{TOTAL OSMOLALITY} = \underbrace{\text{EFFECTIVE OSMOLALITY (TONICITY)}}_{2(\text{Na}) + \frac{\text{glucose (mg/dL)}}{18}} + \underbrace{\text{INEFFECTIVE OSMOLALITY}}_{\frac{\text{BUN (mg/dL)}}{2.8} \quad \frac{\text{ethanol (mg/dL)}}{4.6}}$$

(mannitol, glycine)　(methanol, ethylene glycol)

細胞内と細胞外の水の分布に影響する　　細胞内と細胞外の水の分布に影響しない

92

浸透圧ギャップ osmolar gap

血清浸透圧の実測値と計算値の違い

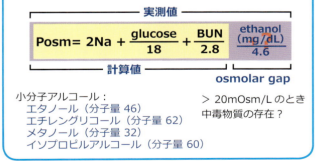

小分子アルコール：
　エタノール（分子量 46）
　エチレングリコール（分子量 62）
　メタノール（分子量 32）
　イソプロピルアルコール（分子量 60）

＞ 20mOsm/L のとき
中毒物質の存在？

- 浸透圧ギャップを起こしうるのは，分子量が小さい物質である．

症例4　Analysis-5

- **AG 増加代謝性アシドーシス**
  （糖尿病性ケトアシドーシス，乳酸アシドーシス）

- **代謝性アルカローシス**
  volume depletion ＋嘔吐
  生理食塩液反応性

- **呼吸性アルカローシス**
  敗血症？　肝疾患？

- **低 Na 血症，低 Cl 血症**
- **低 K 血症**
- **浸透圧ギャップ増加**　血中エタノール残存？

● アルコール中毒患者は，本症例のように多彩な電解質異常や酸塩基平衡異常を呈することが多いため，非常に勉強になる（ただし離脱症状が起きたときには大変なので，実際にはあまりお目にかかりたくないのは事実）．

血液ガスの読み方

1) pH
2) 一次変化は何か？
3) 二次変化（代償性変化）は？
4) anion gap を計算する
5) 補正 HCO_3^- を計算する
   （または　$\Delta AG/\Delta HCO_3^-$）
6) 浸透圧ギャップ（osmolar gap）
7) 臨床状況と照らし合わせる

d. 酸塩基平衡異常編
—まとめと解説

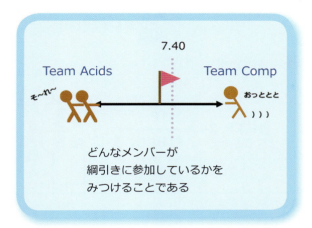

どんなメンバーが
綱引きに参加しているかを
みつけることである

1

pHと[H^+]の関係

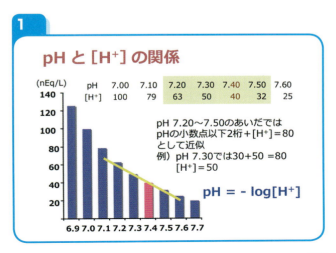

pH 7.20〜7.50のあいだでは
pHの小数点以下2桁+[H^+]=80
として近似
例）pH 7.30では30+50=80
　　[H^+]=50

$$pH = -\log[H^+]$$

Henderson-Hasselbalch の式

$$pH = 6.1 + \log \frac{[HCO_3^-]}{0.03 \times [P_{CO_2}]}$$

Henderson の式

呼吸による調節
40torr

$$[H^+] = 24 \times \frac{[P_{CO_2}]}{[HCO_3^-]}$$

40mEq/L　　　　　**24mEq/L**
　　　　　　　腎臓での調節

肺
腎

- 何度も言いますが，臨床では log はいりません．Henderson 先生が偉い！

酸塩基平衡異常

- 単純性酸塩基平衡異常 simple acid-base disorders
  - 代謝性アシドーシス・アルカローシス
  - 呼吸性アシドーシス・アルカローシス

- 混合性酸塩基平衡異常 mixed acid-base disorders
  - 代謝性アシドーシス
    - AG 増加代謝性アシドーシス ←
    - 非 AG 増加代謝性アシドーシス ←
  - 代謝性アルカローシス ←
  - 呼吸性アシドーシス・アルカローシス ←

  上記いずれか 4 つの組み合わせ

4

血液ガスの読み方

1) pH
2) 一次変化は何か？
3) 二次変化（代償性変化）は？
4) anion gap を計算する
5) 補正 HCO_3^- を計算する
 （$\Delta AG/\Delta HCO_3^-$）
6) 臨床状況と照らし合わせる

5

血液ガスの読み方（プロトタイプ）
代謝性アシドーシス

1) pH　＜ 7.35
2) 一次変化は何か？　HCO_3^- 低下
3) 代償性変化は？　Pco_2 の予測値は？
 →呼吸性アシドーシスまたはアルカローシスの合併？
4) anion gap を計算する
 → AG 増加　vs　AG 正常
5) 補正 HCO_3^- を計算（$\Delta AG/\Delta HCO_3^-$）
 →代謝性アルカローシスまたは
  non-AG アシドーシス合併？
6) 臨床状況と照らし合わせる

● まずは代謝性アシドーシスに強くなろう．それで病棟や救急外来では十分戦えるようになる．

6

正常での代償予測範囲

- 代謝性アシドーシス
  $\Delta Pco_2 = (1 \sim 1.3) \times \Delta HCO_3^-$
- 代謝性アルカローシス
  $\Delta Pco_2 = 0.7 \times \Delta HCO_3^-$
- 呼吸性アシドーシス
  急性　$\Delta HCO_3^- = 0.1 \times \Delta Pco_2$
  慢性　$\Delta HCO_3^- = 0.35 \times \Delta Pco_2$
- 呼吸性アルカローシス
  急性　$\Delta HCO_3^- = 0.2 \times \Delta Pco_2$
  慢性　$\Delta HCO_3^- = 0.50 \times \Delta Pco_2$

- これを全部覚える必要はない．メモしておくかスマホにでも入れておいて参照できるように．
- 著者も覚えられない．

7

代謝性アシドーシス　予測 Pco_2 の測定

**臨床では遭遇する頻度が高いので
とりあえずこれだけでも覚えておくと便利！**

- $Pco_2 = 1.5 \times HCO_3^- + 8 \pm 2$
  Winters' formula

- $Pco_2 = HCO_3^- + ⑮$　magic number
  HCO_3^- が 10〜40mEq/L の範囲で使用可能
  代謝性アルカローシスでも使える

- $Pco_2 =$ pH の下 2 桁
  例）pH 7.20 → Pco_2 20
  簡単！！

- これだけは覚えよう！
- 最も使えるのは，magic number 15 だが，応用範囲が広いのは Winters の式．
- 3 つめは，ちょっとウンチクをたれるのにはよい．

8

補正 HCO_3^- について

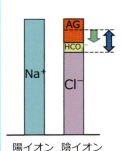

補正 HCO_3^- = ΔAG + 実測 HCO_3^-

- AG 増加分（⬇）がなかったと仮定したときに考えられる元の HCO_3^- の値（⬍）
- 隠れた別の代謝性プロセスを探す
- **補正 HCO_3^- 高値**
  代謝性アルカローシスの合併
- **補正 HCO_3^- 低値**
  AG 正常代謝性アシドーシスの合併

9

Delta/Delta（$\Delta AG/\Delta HCO_3^-$）

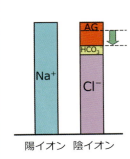

- AG 増加代謝性アシドーシスでは
  anion gap 増加分（ΔAG ⬇）と HCO_3^- 低下分（ΔHCO_3^-）はほぼ等しい
- ΔAG と ΔHCO_3^- に大きく差があるときには，別のプロセスが存在する

- 補正 HCO_3^- とほぼ同じことを言っている．

10

Delta/Delta（ΔAG/ΔHCO$_3^-$）

- ΔAG ≒ ΔHCO$_3^-$　単純性 AG 代謝性アシドーシス
- ΔAG ＞ ΔHCO$_3^-$　AG 増加代謝性アシドーシス
  　　　　　　　　　　＋代謝性アルカローシス
  （HCO$_3^-$ が増加する別のプロセスが合併）
- ΔAG ＜ ΔHCO$_3^-$　AG 増加代謝性アシドーシス
  　　　　　　　　　　＋AG 正常代謝性アシドーシス
  （HCO$_3^-$ が低下する別のプロセスが合併）

11

病態から推測される酸塩基平衡異常

病態	酸塩基平衡異常
ショック・末梢循環不全	代謝性アシドーシス（乳酸アシドーシス）
敗血症・アスピリン中毒	AG 増加代謝性アシドーシス＋呼吸性アルカローシス
嘔吐	代謝性アルカローシス
下痢	AG 正常代謝性アシドーシス
糖尿病性ケトアシドーシス	代謝性アシドーシス
腎不全	代謝性アシドーシス（初期：AG 正常→進行：AG 増加）
呼吸不全	呼吸性アシドーシス
脱水症・利尿薬使用	代謝性アルカローシス（contraction alkalosis）
肝硬変	呼吸性アルカローシス＋代謝性アルカローシス

- 実際にはベテランの先生ほど，手順を踏んで血液ガスを解釈していないかもしれない．
- ここに挙げたような臨床状況から，存在しうる酸塩基平衡異常を予測しておいて，素早く snap diagnosis で答えにたどり着いているかもしれない．

12

血液ガスの読み方（中級編）

1) まず HCO_3^- 値をみる
2) 臨床状況から酸塩基平衡異常を予測時には，snap diagnosis が可能
3) anion gap を先にコッソリ暗算
4) 複雑な症例はキッチリ手順を踏んで確認する
5) 一見，正常 pH の症例に注意！
6) Have FUN!!

あとがきにかえて
―参考文献・参考図書を含む

　科学の世界に限らず，どんな論文や教科書であっても完璧なオリジナルというものはおそらく存在しない．意識するしないにかかわらず先達の業績の影響を受け，それが着想のもととなって新たなものが生みだされてきたはずである．

　巨人の肩の上に立つ　Stand on the shoulders of giants

　これはアイザック・ニュートンが万有引力の発見を人々から賞賛されたときに「自分は巨人の肩に立っているから遠くを見渡せるのだ」と，先達の業績のもとに自分の仕事があるということを言ったとされる有名な言葉である．Google Scholar の TopPage にも記載されているのでご存知の方も多いだろう．

　本書の内容で，特に引用元を明示していない図に関してはデザインも含めてすべて自作のものである．しかしそれを創り出す際には，直接的あるいは間接的にこれまでに読んだ教科書や論文，直接指導を受けた先生や以前に聞いた講演などの影響を受けている．その中で特に重要なものを，ここに明示して感謝の気持ちを記しておく．古いものが多くて驚かれるかもしれない．しかし軸となるべき重要な基本概念を理解する方法なんて，そんなに変わるはずがない．ここにあげたものは現在入手できないものもあるが，記録のためにここに残しておく．

1) Arnold Aberman：Fluid and Electrolyte Disturbances in the Critically Ill Patient. ACP ANNUAL SESSION, San Francisco, 1989.

　1989 年の米国内科学会（ACP）総会で "Meet the Professor" という少人数対象の講義を録音したカセットテープである．現在では学会に直接参加しなくても同様のものが MP3 ファイルなどの方法で簡単に聴くことができるが，当時はカセットテープという方法しかなかった．米国に留学中だったため，この年の ACP 総会が念願の初参加だった．この講義は直接聴講しなかったが，黒板を使った演者の説明をテープで聴いただけでも目から鱗が落ちた．何度も繰り返し聞いて，その内容を自分で想像して図に書き起こしたのだが，実はこれは自分のレクチャーの原型になった．この講演記録を聞いていなければ，自分の輸液に関するレクチャー，ひいては本書はなかったことになる．まさに自分にとっての原点である．

2) Burton D Rose & Theodore W Post：Clinical Physiology of Acid-base and Electrolyte Disorders. 5th ed. McGraw-Hill, New York, 2001.

　研修医のころから繰り返し読んできた教科書である．そしてこの分野では，おそらく最も有名な教科書のひとつで，日本語の総説雑誌に水・電解質に関する内容が書かれた場合，多くはこの本がネタである．最初に手にしたのはオレンジの表紙の第 2 版で，改訂されるたびに表紙が緑，黄色，黒になっても必ず入手していた．酸塩基，水・電解質の理解の大部分はこの本から得たといっても過言ではない．長らく改訂版が出そうで出ない状態が続いている．2015 年 9 月の時点では，アマゾンで第 6 版が 2016/1/22 発売予定となってい

るが，これまで何度も延期の知らせを受けてきたので今度もどうなることやら．（本文中で，図などの出典がこの本の場合，Rose と記載してある）

3) Narins RG, Emmett M：Simple and mixed acid-base disorders: a practical approach. Medicine (Baltimore). 1980；59：161-87.

　酸塩基平衡については，現在に至るまで NEJM など有名雑誌に繰り返し総説が掲載されている．その中でもこれは，今読んでも色あせない古典とも言える素晴らしい総説である．初めて読んだときの衝撃は忘れない．酸塩基についての基本的な理解は，Rose とこの論文の2つからほとんど得たといっても過言ではない．Narins 先生のレクチャーを何度か直接聴講する機会もあったが，わかりやすい説明と独特のユーモアを交えた巧みな話術には本当に魅せられた．先生のような「笑いのとれる nephrologist」がずっと自分の目標である．（本文中で図などの出典がこの論文の場合，Narins と記載してある）

4) 飯野靖彦：一目でわかる血液ガス．メディカル・サイエンス・インターナショナル，2000．

　たった1枚の図で説明されるだけで基本的な概念を理解できることがある．飯野先生の酸塩基平衡に関する説明図（p.74 の図）は，まさにそんなひとつである．本書には，本格的に腎臓内科医としての勉強を始めたころにお世話になった．個人的な話になるが，日本腎臓学会の 2014 年度総会で水・Na についての教育講演をする機会をいただいた．講演直後に飯野先生から「面白かったよ！　あの図はいいねえ…使わせてもらいますよ」と水・Na のマトリックス図について直接お

褒めの言葉をいただいたのは本当に嬉しく，少し誇らしい気持ちになった．

　本書には最後にセルフアセスメントの症例をいくつか並べる計画もありましたが，あえてつけないことにしました．なぜなら，ここからは皆さんがひとつひとつ自分の症例を解析して，経験を積んでいただきたいからです．いくら教科書や症例集で勉強しても，それが目の前の患者に役に立たなければ意味がありません．この小さな本がきっかけになって，個々の症例を自分で考え，それを治療に活かすことができ，それがさらに次の理解につながれば著者としてこれほど嬉しいことはありません．「わかる」と「できる」は違うのです．ただわかるだけでなく，できるようになるためには，自分で経験を重ねるしか方法はありません．
　「まえがき」にも書きましたが，本書だけで水電解質・酸塩基平衡異常のすべてがわかるようにはなりません．本書がきっかけになり，成書をひもといてさらに深い理解をめざしていただきたいと思います．

　皆さんの健闘を祈ります．

索 引

数字

1/2NS	12
0.45％食塩液	12
5％ブドウ糖液	11, 18

欧文

A
ADH 分泌刺激	135
anion gap（AG）	87, 88
antidiuresis	132

C
colloid	15
contraction alkalosis	95, 150
crystalloid	15

D
D5W	11
dehydration	31
delta/delta concept	160

E
edema	22
excess disorder	21

F
fast pit edema	121
fixed acid	71

G
granular cast	51

H
half-normal saline（1/2NS）	12
Henderson-Hasserbalch の式	78, 166
Henderson の式	78, 166
hyaline cast	48
hypertonicity	6
hypotonicity	7

K
K 代謝	
腎における —	38
K 代謝異常	38
K の異常	
排泄異常	40
分布異常	39

N
non-volatile acid	71
NS	10, 12

O
osmolality	4, 8, 9
osmolar gap	163
osmoregulation	54, 133

P
pit recovery time（PRT）	120
pitting edema	119
primary polydipsia	138

R
RBC cast	49

S
SIADH	13, 64
specific gravity	44

T
tonicity	5, 8, 9

U

Uosm	45
urea	8

V

volatile acid	71
volume depletion	31
volume regulation	54, 131, 133

W

water diuresis	132
waxy cast	51
WBC cast	50

和文

あ

アシデミア	76
アシドーシス	76
圧痕回復時間	120
圧痕浮腫	119
アニオンギャップ（AG）	88
アルカレミア	76
アルカローシス	76

い

維持輸液	26

お

嘔吐	155

か

過剰障害	21
顆粒円柱	51

き

偽性低 Na 血症	143
揮発酸	71
胸骨角（Louis 角）	109

け

血中尿素窒素（BUN）	4

こ

高 K 血症	40
高 Na 血症	106
膠質液	15
高張状態	6
高張食塩液	13
高張性脱水	34, 106
抗利尿	132
抗利尿ホルモン（ADH）不適合分泌症候群（SIADH）	13
呼吸性アシドーシス	76
固定酸	71
混合性酸塩基平衡異常	155

さ

最大希釈尿	124
細胞外液（ECF）	3
細胞外液欠乏	101, 142
細胞外液減少によるアルカローシス	95, 150
細胞内液（ICF）	3
酸塩基平衡異常	82, 166, 170

し

糸球体性血尿	49, 50
脂肪円柱	52
脂肪球	52
重量モル濃度（mOsm/kgH$_2$O）	4
硝子円柱	48
晶質液	15
心因性多飲症	126, 138
浸透圧	4, 8, 9
── ギャップ	163
── 調節	54
── 調節系	24, 133

せ

生理食塩液	10, 11, 17

赤血球円柱	49

そ

総体液量（TBW）	3

た

代謝性アシドーシス	76, 85, 167
AGが正常の――	91, 92
AGが増加する――	90
――の分類	87
予測 Pco_2 の測定	168
代謝性アルカローシス	93, 150, 151
脱水	
――の病態	35
――の病態生理	36
脱水症	30
――の定義	31

ち

張度（有効浸透圧）	5, 8, 9

て

低K血症	
――での鑑別	42
低Na血症	22, 145
――の鑑別診断	144
――の診断	143
低張性脱水	33, 102
低張度	7

と

等張性脱水	33, 98
等張尿	32

に

尿	
――のpH	46
尿浸透圧	45, 60
尿素	4, 8
尿中Na	56, 57
尿中（Na＋K）	58
尿中クレアチニン	55
尿中電解質	53
――の使い方	53, 54
尿沈渣	
――の3パターン	47
尿毒症	155
尿比重	44
――と尿浸透圧	44
尿量と尿浸透圧	61

は

白血球円柱	50

ふ

不揮発酸	71
浮腫	22
――の鑑別診断	118
フロセミド	115

ほ

補正 HCO_3^-	169

み

水・Naバランス	
――の病態生理	25, 129
水利尿	132, 137
――不全	136, 138

よ

溶質負荷	59, 61, 62
容量調節	54
容量調節系	24, 131, 133
容量モル濃度（mOsm/L）	4

ろ

ろう様円柱	51

● 著者プロフィール

須藤　博（すどう　ひろし）

● 略　歴

1958 年　大阪市生まれ
1983 年　和歌山県立医科大学医学部卒業
茅ヶ崎徳洲会総合病院，池上総合病院，東海大学医学部総合内科などを経て 2006 年より大船中央病院内科

　総合内科という呼び方が好きではありません．だって内科って総合的なのが当たり前．そんな古き良き時代の内科医が自分の理想かもしれません．研修医の頃から general な内科と腎臓という専門分野をブランコのようにゆきつもどりつしてきました．今は自分のことを腎臓の分野について少し詳しい一般内科医だと思っています．

● 主要著書

Dr 須藤のビジュアル診断学（DVD）　第 1 〜 3 巻（ケアネット）
Dr 須藤のやりなおし輸液塾（DVD）　上・下巻（ケアネット）
サパイラ 身体診察のアートとサイエンス（監訳）（医学書院）

中山書店の出版物に関する情報は，小社サポートページを御覧ください．
https://www.nakayamashoten.jp/support.html

Dr. 須藤の酸塩基平衡と水・電解質
ベッドサイドで活かす病態生理のメカニズム

2015 年 11 月 28 日　初版第 1 刷発行 ©　　〔検印省略〕
2016 年 11 月 30 日　　　第 2 刷発行

編　著	須藤　博
発行者	平田　直
発行所	株式会社 中山書店
	〒 112-0006 東京都文京区小日向 4-2-6
	TEL 03-3813-1100（代表）　振替 00130-5-196565
	https://www.nakayamashoten.jp/
装丁	犬塚勝一
印刷・製本	三松堂株式会社

Published by Nakayama Shoten Co., Ltd.　　　　　　　Printed in Japan
ISBN 978-4-521-74299-1
落丁・乱丁の場合はお取り替え致します．

本書の複製権・上映権・譲渡権・公衆送信権（送信可能化権を含む）は株式会社中山書店が保有します．
JCOPY 〈（社）出版者著作権管理機構委託出版物〉
本書の無断複写は著作権法上での例外を除き禁じられています．複写される場合は，そのつど事前に，（社）出版者著作権管理機構（電話 03-3513-6969, FAX 03-3513-6979, e-mail:info@jcopy.or.jp）の許諾を得てください．

本書をスキャン・デジタルデータ化するなどの複製を無許諾で行う行為は，著作権法上での限られた例外（「私的使用のための複製」など）を除き著作権法違反となります．なお，大学・病院・企業などにおいて，内部的に業務上使用する目的で上記の行為を行うことは，私的使用には該当せず違法です．
また私的使用のためであっても，代行業者等の第三者に依頼して使用する本人以外の者が上記の行為を行うことは違法です．